Entspannung

Standards der Psychotherapie
Band 11

Entspannung

Prof. Dr. Thomas Heidenreich, Prof. Dr. Andrea Chmitorz

Die Reihe wird herausgegeben von:

Prof. Dr. Martin Hautzinger, Prof. Dr. Tania Lincoln, Prof. Dr. Jürgen Margraf, Prof. Dr. Winfried Rief, Prof. Dr. Brunna Tuschen-Caffier

Die Reihe wurde begründet von:

Martin Hautzinger, Kurt Hahlweg, Jürgen Margraf, Winfried Rief

Thomas Heidenreich
Andrea Chmitorz

Entspannung

hogrefe

Prof. Dr. Thomas Heidenreich, geb. 1966. 1999 Approbation zum Psychologischen Psychotherapeuten. Seit 2002 Supervisor. Seit 2006 Inhaber der Professur „Psychologie für Soziale Arbeit und Pflege“ an der Fakultät Soziale Arbeit, Bildung und Pflege an der Hochschule Esslingen.

Prof. Dr. Andrea Chmitorz, geb. 1980. 2019 Approbation zur Psychologischen Psychotherapeutin. Seit 2019 Professorin für Gesundheitswissenschaften an der Fakultät Soziale Arbeit, Bildung und Pflege an der Hochschule Esslingen.

Bibliografische Information der Deutschen Nationalbibliothek
Die Deutsche Nationalbibliothek verzeichnet diese Publikation in der Deutschen Nationalbibliografie; detaillierte bibliografische Daten sind im Internet über http://dnb.dnb.de abrufbar.

Hogrefe Verlag GmbH & Co. KG
Merkelstraße 3
37085 Göttingen
Deutschland
Tel. +49 551 999 50 0
Fax +49 551 999 50 111
info@hogrefe.de
www.hogrefe.de

Satz: Sabine Rosenfeldt, Hogrefe Verlag GmbH & Co. KG, Göttingen
Druck: mediaprint solutions GmbH, Paderborn
Printed in Germany
Auf säurefreiem Papier gedruckt

1. Auflage 2022

(E-Book-ISBN [PDF] 978-3-8409-3176-5; E-Book-ISBN [EPUB] 978-3-8444-3176-6)
ISBN 978-3-8017-3176-2
https://doi.org/10.1026/03176-000

Inhaltsverzeichnis

1 Einführung

Entspannung in Alltag, Beruf und Psychotherapie

Dieser Band der Reihe „Standards der Psychotherapie“ hat sich zum Ziel gesetzt, einen knappen und gut lesbaren praktischen Überblick zum Thema Entspannung zu liefern – genauer gesagt geht es um die Rolle von Entspannungsmethoden im Kontext psychotherapeutischer Verfahren. Die Unterscheidung zwischen entspannenden Alltagstätigkeiten und (systematischen) Entspannungsmethoden ist insofern bedeutsam, als Phänomene der Anspannung und Stresserleben sehr weit verbreitet sind und Menschen „entspannenden Tätigkeiten“ in ganz verschiedenen Kontexten nachgehen: Im privaten Bereich können dies beispielsweise Fernsehen, Kinobesuche oder der Besuch von Sportveranstaltungen, im beruflichen Bereich der Besuch von Angeboten des betrieblichen Gesundheitsmanagements oder stresspräventiver Angebote sein. Krampen (2013) unterscheidet in diesem Zusammenhang zwischen systematischen Entspannungsverfahren und unsystematischer Entspannung im Lebensalltag. Dabei sind nicht alle subjektiv entspannenden Tätigkeiten gefahrlos: „Stresszigaretten“ oder das „Feierabendbier“ können zweifellos entspannend wirken, bergen aber bekanntermaßen die Gefahr langfristiger gesundheitlicher Schäden. Im psychotherapeutischen Kontext werden Entspannungsmethoden auf systematische Weise und auf der Basis eines spezifischen ätiologischen Modells vermittelt und in einen umfassenden Therapieplan integriert. Dieses Verständnis von Entspannung im Sinne des Erlernens und Einsatzes einer systematischen Entspannungsmethode steht im Zentrum dieses Buches; zusätzlich werden verwandte Interventionen, die sich ebenfalls im Sinne von Entspannung verstehen und nutzen lassen, vorgestellt. Unabhängig vom Kontext ist allen Entspannungsmethoden gemeinsam, dass sie zum Erlernen regelmäßige Übung über längere Zeiträume erfordern.

In Anlehnung an die in der Psychotherapie übliche Terminologie sprechen wir hier konsistent von „Entspannungsmethoden“. Konzeptionell herausfordernd ist die Tatsache, dass Entspannung unterschiedliche Ebenen aufweist (körperlich vs. psychisch) und dass in vielen der genannten Verfahren Entspannung nur ein Ziel neben anderen darstellt und damit lediglich einen Teil des angenommenen Wirkspektrums darstellt: Hypnose beispielsweise kann neben Entspannung auch weitere Ziele – wie beispielsweise die Vermittlung von Hypnose-Suggestionen – aufweisen (Kossack, 2020).

Abbildung 1 soll dies veranschaulichen: Autogenes Training (AT) (zumindest die Grundstufe) und Progressive Muskelentspannung (Progressive Mus-

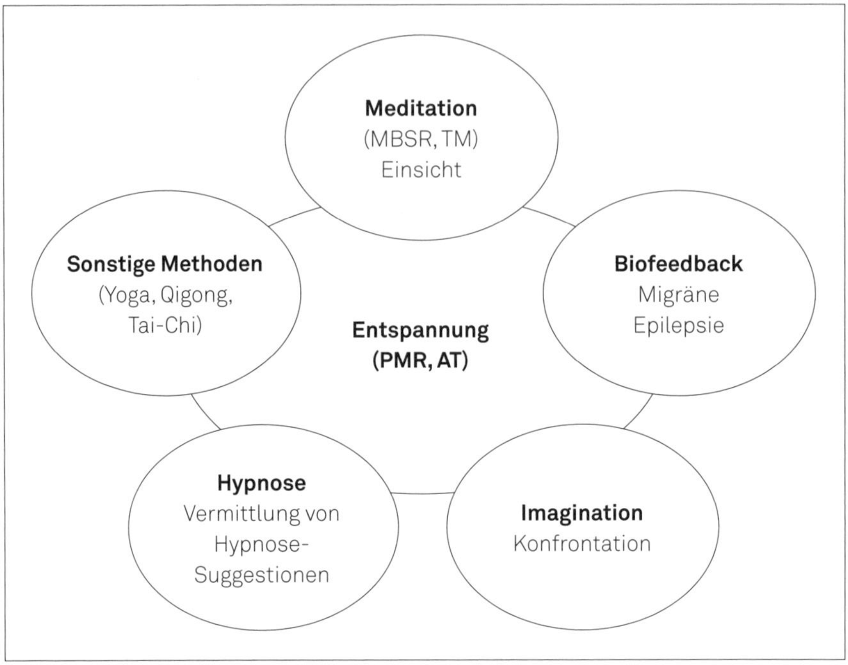

Abbildung 1: Entspannungsmethoden im engeren und im weiteren Sinne: In den Kreisen sind unter der Methode jeweils weitere Zielbereiche der einzelnen Methoden genannt (eigene Darstellung)

kelrelaxation; PMR) streben am klarsten (ausschließlich) Entspannung auf körperlicher Ebene an – „Entspannung" auf psychischer Ebene ist dabei durchaus mitgedacht, steht aber nicht im Zentrum der Methode. Die anderen – in den mit dem Kreis „Entspannung" überlappenden Kreisen dargestellten – Methoden sind durchaus auch geeignet, Entspannung zu induzieren; allerdings stellt Entspannung im Kontext dieser Methoden „nur" einen Teil des teilweise umfassenderen Wirkungsspektrums und Behandlungsziels dar.

Wir haben uns dazu entschieden, im Rahmen dieses Bandes einen Mittelweg zu gehen: Aus Gründen der praktischen Vermittlung werden wir die Progressive Muskelentspannung und das Autogene Training ausführlich darstellen und ins Zentrum insbesondere des praktischen Teils dieses Buches stellen. Neben der guten empirischen Befundlage trägt dies der weiten Verbreitung dieser beiden Methoden im psychotherapeutischen Setting Rechnung. Darüber hinaus sind diese beiden Methoden, wie in Abbildung 1 dargestellt, die am klarsten (ausschließlich) auf Entspannung ausgerichteten. Ergänzend zur theoretischen Darstellung werden wir in diesem Band eine Vielzahl praktischer Instruktionen und Anleitungen für die jeweiligen Ansätze zur Verfügung stellen.

Unterschiede und Gemeinsamkeiten von Entspannungsmethoden

Darüber hinaus werden zusätzlich die bei F. Petermann (2020) vorgestellten Methoden thematisiert und in ihren Gemeinsamkeiten aber auch in ihren Unterschieden zu einem Entspannungsrational vorgestellt. In Abhängigkeit von der Qualifikation des*der Behandler*in können auch diese im therapeutischen Kontext zur Entspannungsinduktion eingesetzt werden. Schließlich werden noch weitere Ansätze kurz genannt, die aktuell in der Gesamtbevölkerung weit verbreitet sind, aber in der Regel nicht im psychotherapeutischen Kontext eingesetzt werden (z. B. Yoga, Qigong, Tai-Chi). Hierbei sollte allerdings beachtet werden, dass nicht alle der genannten Ansätze „ausschließlich" Entspannungsmethoden sind: Obwohl beispielsweise Achtsamkeitsbasierte Stressreduktion (Mindfulness-Based Stress Reduction, MBSR) nachweislich entspannende Effekte hat, ist der angenommene Wirkmechanismus nicht auf Entspannung beschränkt. Ebenso gibt es eine Vielzahl verschiedener Yoga-Varianten, die nur teilweise Entspannung als wesentliches Ziel haben.

Entspannung im Sinne einer Methode

Wir werden in diesem Band Entspannung im Sinne einer Methode begreifen und darstellen, d.h. es werden (eine Vielzahl von) Störungen und Krankheiten vorgestellt, bei deren Behandlung Entspannung hilfreich sein bzw. einen therapeutischen Baustein darstellen kann. Wir werden die theoretischen Grundlagen der Wirkungsweise der Methode und der Entstehung und Aufrechterhaltung der mit Entspannungsmethoden zu behandelnden Störungen darstellen, Indikations- und Kontraindikationsbereiche benennen, die Vorgehensweise sowie die angestrebten Behandlungseffekte beschreiben und Belege für die Wirksamkeit von Entspannungsmethoden zusammenfassen.

Zielsetzung des Buches

Das Buch soll demnach den Einsatz von Entspannungsmethoden in verschiedenen (heilkundlichen) psychotherapeutischen Kontexten (Einzel- und Gruppensetting, ambulant und stationär) und bei unterschiedlichen Altersgruppen (Kinder und Jugendliche, Erwachsene, ältere Erwachsene) aufzeigen. Dazu wird zunächst ein Überblick zu den theoretischen Grundlagen geliefert (Anspannung und Stress werden dabei natürlich eine zentrale Rolle spielen) und es werden verschiedene Entspannungsverfahren bzw. -methoden (Progressive Muskelentspannung, Autogenes Training, Atementspannung und assoziierte Verfahren wie Yoga, Meditation etc.) kurz vorgestellt. Besonderes Augenmerk wird im Rahmen heilkundlicher Psychotherapie auf die individuelle Fallkonzeption und die empirische Fundierung der eingesetzten Methoden gelegt.

1.1 Fallbeispiel: Herr Z.

Der Einsatz von Entspannungsmethoden ist in zahlreichen psychotherapeutischen Kontexten indiziert – das Fallbeispiel sollte demnach als eine von vielen möglichen Anwendungen verstanden werden:

Fallbeispiel: Herr Z.

Herr Z. ist 45 Jahre alt, verheiratet, hat zwei Kinder (10 und 13 Jahre) und arbeitet als Facharbeiter in einem metallverarbeitenden Betrieb. Er stellt sich zur psychotherapeutischen Behandlung vor, weil er seit einigen Monaten vermehrt Schlafstörungen aufweise, sich schlecht konzentrieren könne und „ständig gestresst“ fühle, er könne „überhaupt nicht mehr abschalten“, auch seine Frau und seine Kinder seien sehr besorgt. In der weiteren Anamnese berichtet Herr Z., „schon immer sehr hibbelig“ gewesen zu sein, schon kleinere Alltagsbelastungen hätten ihn „aus der Bahn geworfen“ und er mache sich viele Gedanken über alle möglichen Dinge, u. a. dass er wegen der genannten Probleme nicht mehr arbeitsfähig sein könnte oder dass seiner Frau und seinen Kindern etwas zustoße. Die klassifikatorische Diagnostik mittels SCID belegt eine leichte depressive Episode (ICD-10: F32.0; Dilling, Mombour & Schmidt, 2015; bzw. ICD-11: 6A70.0; WHO, 2020) sowie eine generalisierte Angststörung (ICD-10: F41.1; Dilling et al., 2015; bzw. ICD-11: 6B00; WHO, 2020). Im Rahmen der kognitiven Verhaltenstherapie wird im umfassenden Behandlungsplan eine Entspannungsmethode eingeführt (vgl. das ausführliche Fallbeispiel in Kapitel 6).

1.2 Beschreibung der Intervention

Bei den Entspannungsmethoden (im Plural!) handelt es sich um eine mehr oder weniger heterogene Familie von Ansätzen, die jedoch alle das gemeinsame Ziel „Entspannungsinduktion“ haben. Die Bedeutung dieses Ziels (neben anderen) variiert dabei erheblich. Entspannungsmethoden in diesem Sinne weisen einige Gemeinsamkeiten auf (regelmäßige Übungspraxis, Notwendigkeit der Verankerung im Alltag, etc.), wobei auch dies variiert (in Hypnosebehandlungen beispielsweise spielt die Übung im Alltag keine bzw. eine untergeordnete Rolle). Im (heilkundlichen) psychotherapeutischen Kontext werden Entspannungsmethoden stets nach einer klaren Indikationsstellung und auf der Basis einer individuellen Fallkonzeption eingesetzt, während sie im Alltag häufig ohne besondere Indikationsstellung (z. B. im Rahmen von Volkshochschulkursen oder Angeboten der betrieblichen Gesundheitsförderung) vermittelt werden.

1.3 Entwicklungsgeschichte der Entspannungsmethoden

Entspannungsmethoden entwickelten sich aus unterschiedlichen Traditionen heraus

Kulturgeschichtlich entwickelten Menschen vielfältige informelle Methoden, um Entspannung zu erlangen. Sowohl in östlichen Traditionen wie dem Hinduismus und später dem Buddhismus als auch in der klassischen europäischen Antike wurden darüber hinaus systematische Strategien entwickelt, die zu einer Entspannung des Körpers und des Geistes führen sollten. Die Entwicklung der einzelnen modernen Entspannungsmethoden ist dabei recht komplex: Häufig bezogen sich die Entwickler*innen auf Verfahren, die entweder in östlichen Traditionen stehen (Yoga, Meditation) oder Vorläufer psychotherapeutischer Ansätze waren (Hypnose). Die frühesten, bereits in der Antike und im Mittelalter anzutreffenden Varianten bezeichnen sie als „suggestive/meditative hypnoseähnliche Methoden", gefolgt von „Exorzismus" im Sinne Johann Josef Gassners im 18. Jahrhundert und dem „thierischen Magnetismus" von Franz Anton Messmer um dieselbe Zeit. Im Laufe des 19. Jahrhunderts wurden häufig unter Begriffen wie Hypnose und Suggestion weitere Ansätze entwickelt, bis schließlich im 20. Jahrhundert mit den Arbeiten von Schultz zum Autogenen Training (AT) (vgl. Kapitel 4.1.3) und Jacobson zur Progressiven Muskelrelaxation (PMR) (vgl. Kapitel 4.1.2) die heute gebräuchlichsten Methoden entstanden.

Die Ansätze selbst kombinieren häufig einzelne Elemente, beispielsweise enthält die Achtsamkeitsbasierte Stressreduktion auch Yoga-Übungen und imaginative Elemente.

Für die Entwicklung der modernen Psychotherapie spielten diese Ansätze zunächst keine Rolle, obwohl Freud wichtige Anregungen für sein Behandlungsverfahren aus der Hypnose bezog. Mit dem zunehmenden Verständnis der von Hans Selye beschriebenen Stressreaktion wurde nach Methoden gesucht, wie diese Anspannung reduziert werden kann. Pionier war dabei Johannes H. Schultz, der in den 20er Jahren des letzten Jahrhunderts das AT entwickelte und 1932 erstmals in einer Monografie zusammenfasste (Schultz, 1932). Ungefähr im selben Zeitraum entwickelte Edmund Jacobson die PMR (erstmals publiziert: Jacobson, 1929). Das ursprünglich von Jacobson entwickelte Vorgehen war sehr kleinteilig, in aktuellen Anwendungen werden meist größere Muskelverbände zusammengefasst.

Sowohl die PMR als auch das AT verstanden sich zunächst als eigenständige Behandlungsverfahren. Sie wurden jedoch bereits frühzeitig im Sinne von Entspannungsmethoden in komplexere psychotherapeutische Behandlungen integriert. Aufgrund des hohen Zeitbedarfs in der Durchführung (deshalb auch die Bezeichnung „Entspannungsübungen") wurden sie in Deutschland unter dem Begriff „Übende Verfahren" in den Leistungskatalog der gesetzlichen Krankenkassen aufgenommen. Laut der „Vereinbarung über die Anwendung von Psychotherapie in der vertragsärztlichen Versorgung" (Psychotherapie-Vereinbarung; Kassenärztliche Bundesvereinigung & GKV-Spitzenverband, 2020) sowie der „Richtlinie des Gemeinsamen Bundesausschusses über die Durchführung der Psychotherapie" (Psychotherapie-Richtlinie; Gemeinsamer Bundesausschuss, 2020) können derzeit folgende Leistungen abgerechnet werden.

Abrechnungsfähige Leistungen	
35111 EBM	Übende Verfahren als Einzelbehandlung
35112 EBM	Übende Verfahren als Gruppenbehandlung bei Erwachsenen
35113 EBM	Übende Verfahren als Gruppenbehandlung bei Kindern und Jugendlichen
35120 EBM	Hypnose

Die Leistungen dürfen durch Psychologische Psychotherapeut*innen erbracht werden, die über die Fachkunde in Verhaltenstherapie, in der tiefenpsychologisch fundierten Psychotherapie oder der Psychoanalyse verfügen. Approbierte Psychologische Psychotherapeut*innen, die nicht über die Fachkunde in einem der Verfahren verfügen, benötigen den Nachweis von mindestens 2 Kursen à 8 Stunden im Abstand von mindestens 6 Monaten. Auch Ärzt*innen, die auf entsprechenden Gebieten zugelassen sind (z. B. Psychiatrie und Psychotherapie; Psychosomatische Medizin und Psychotherapie; Kinder- und Jugendpsychiatrie und -psychotherapie) oder die Zusatzbezeichnung Psychotherapie bzw. Psychoanalyse führen, können diese Ziffern ohne gesonderten Antrag abrechnen (KV Berlin, 2020).

Vermittlung von Entspannung als Leistung der Krankenkassen

Das Spektrum der Entspannungsverfahren als anerkannte psychologische Behandlungsmethoden ist sehr weit und umfasst sowohl ambulante als auch stationäre psychotherapeutische Angebote sowie Prävention und Rehabilitation (F. Petermann, 2020). Der Bund der Krankenkassen berücksichtigt Entspannungsverfahren im „Leitfaden Prävention" sehr umfassend: Diese können sowohl als Maßnahmen der Primärprävention als auch der betrieblichen Gesundheitsförderung eingesetzt werden und können von den Krankenkassen bezuschusst werden. Um eine Förderung durch die Krankenkassen zu erhalten, müssen die Anbieter*innen entsprechende Qualifikationsnachweise liefern.

1.4 Kurze Darstellung der Methode

Entspannungsmethoden (bzw. Entspannung im Sinne einer Methode im Rahmen psychotherapeutischer Behandlungen) sind dadurch gekennzeichnet, dass ihre Anwendung auf der Basis eines in der Regel gemeinsam entwickelten Störungsmodells erfolgt. Dieses Modell macht die Rolle (chronischer) Anspannung für die Entstehung und Aufrechterhaltung der im Fokus stehenden Störung bzw. Krankheit deutlich. Aus diesem Modell wird die Sinnhaftigkeit eines systematischen Vorgehens zum Erlernen von Entspannungszuständen abgeleitet und ein entsprechendes Vorgehen vereinbart. Je nach Behandlungssetting kann dies in der Einzeltherapie oder in Gruppen stattfinden und durch technische Geräte unterstützt werden (z. B. CD mit Entspannungsübungen, Download von mp3-Dateien, Entspannungs-Apps). Entspannungsübungen sind dabei in der Regel nicht ausschließlich im Rahmen der Einzel- und Gruppentherapie durchzuführen, sondern regelmäßig (täglich) im Alltag. Im ambulanten Setting dominieren geschlossene Gruppen, die über einen Zeitraum von beispielsweise acht Wochen ein systematisch aufgebautes Programm mit starken Übungselementen durchlaufen. Im stationären Setting finden sich neben geschlossenen Gruppen auch offene und halboffene, d. h., dass in diese Gruppen sukzessive auch neue Patient*innen aufgenommen werden können. Im ambulanten Setting kann die Entspannungsmethode zum einen in die Einzelbehandlung integriert durchgeführt werden. Dabei erfolgt eine Vermittlung des Rationals, die Übungen werden in der Regel mit Audio-Materalien geleitet und die Nachbesprechung erfolgt in der Therapie. Zum anderen kann die Entspannungsmethode aber auch in einer parallel ablaufenden Entspannungsgruppe ausgeführt werden, auf die dann in der Einzeltherapie Bezug genommen wird.

1.5 Einsatzbereich

Entspannung in der primären Prävention und Therapie

Entspannungsmethoden führen regelhaft zu einem psychophysiologischen Zustand, der von Menschen ganz allgemein als angenehm erlebt wird. Deshalb können diese Ansätze in der primären Prävention nahezu flächendeckend eingesetzt werden. Entspannungsmethoden werden begleitend, das bedeutet eingebettet in einen Gesamtbehandlungsplan, in der Therapie bei einer Vielzahl von Störungsbildern, psychischen wie auch körperlichen Erkrankungen, eingesetzt. Eine Übersicht über typische Anwendungsfelder findet sich in Kapitel 3.1.

2 Theoretischer Hintergrund

Stresszustände sind die Basis problematischer Anspannungszustände, die den Indikationsbereich für Entspannungsmethoden darstellen. Ergebnisse der Stress- und Bewältigungsforschung sollen deshalb in diesem Kapitel als Grundlage für das Behandlungsrational der Entspannungsmethoden dargestellt werden. Entspannung und Anspannung sind zwei Zustände, die sich unmittelbar gegenüberstehen, denn ohne (zumindest temporär vorhandene) Anspannung ist der Zustand der Entspannung kaum wahrnehmbar. Sowohl Anspannung als auch Entspannung sind lebensnotwendig und integraler Bestandteil des Alltags – wenn hier der Schwerpunkt auf Entspannung liegt (und in dieser Reihe kein Band zu „Anspannungsmethoden" vorliegt), kann dies als Indikator verstanden werden, dass in unserer Gesellschaft ein Übermaß an Anspannung und Stress ein größeres Problem darstellt als übermäßige Entspannung.

Unterschied zwischen Stressor und Stressreaktion

In diesem Zusammenhang ist auch der Begriff „Stress" von zentraler Bedeutung. Obwohl dieser im alltäglichen Gebrauch häufig sowohl für den Reiz („der morgendliche Berufsverkehr ist für mich Stress") als auch für die Reaktion auf den Reiz („ich bin gestresst") Verwendung findet, ist eine klare Differenzierung zwischen *Stressor* und *Stressreaktion* notwendig. Der Begriff *Stressor* bezieht sich auf einen stressauslösenden Stimulus. Es wird zwischen Makrostressoren, d.h. Stimuli, die in der Regel große Einschnitte im Leben darstellen, und Mikrostressoren (sogenannte „daily hassles") unterschieden, welche kurzzeitig und singulär oder dauerhaft bzw. chronisch auftreten können. Makrostressoren ziehen vielfach vermehrt auftretende Mikrostressoren nach sich. Die *Stressreaktion* hingegen umfasst die physische oder psychische Reaktion auf den Stimulus.

2.1 Stressreaktion

Es wird zwischen der psychologischen und der biologischen Stressreaktion bzw. psychologischen und biologischen Modellen unterschieden. Als übergeordnetes Ziel der Entspannungsmethoden kann das Erlernen einer Entspannungsreaktion („relaxation response") als inkompatibles Gegenstück zur Stressreaktion betrachtet werden.

2.1.1 Psychologische Stressreaktion

Transaktionales Stressmodell nach Lazarus und Folkman (1986)

Psychologische Modelle der Stressreaktion schließen individuelle Interpretationsunterschiede und kognitive Prozesse mit ein. Das transaktionale Stressmodell (Lazarus & Folkman, 1986) stellt den vermutlich am häufigsten zitierten Ansatz dar und soll im Folgenden in seinen Grundzügen dargestellt werden (vgl. Abbildung 2). In dem Modell wird psychologischer Stress als eine Transaktion zwischen Person und Umwelt, d.h. der Situation, der individuellen Bewertung dieser Situation *(primäre Bewertung, primary appraisal)* und der Bewertung der individuellen Bewältigungsressourcen *(sekundäre Bewertung, secondary appraisal)* betrachtet. Die Situation kann internal (im Individuum selbst ablaufen, z.B. Gedanken an negatives Ereignis) oder external (Gegebenheiten, die sich in der Umwelt ereignen, z.B. knurrender Hund auf der anderen Straßenseite) verankert sein. Im Rahmen der *primären Bewertung* wird die Situation zunächst als irrelevant, positiv oder negativ eingestuft. Bei negativer Einstufung erfolgt eine weitere Bewertung der Situation als (a) potenzielle Schädigung oder Verlust, (b) Be-

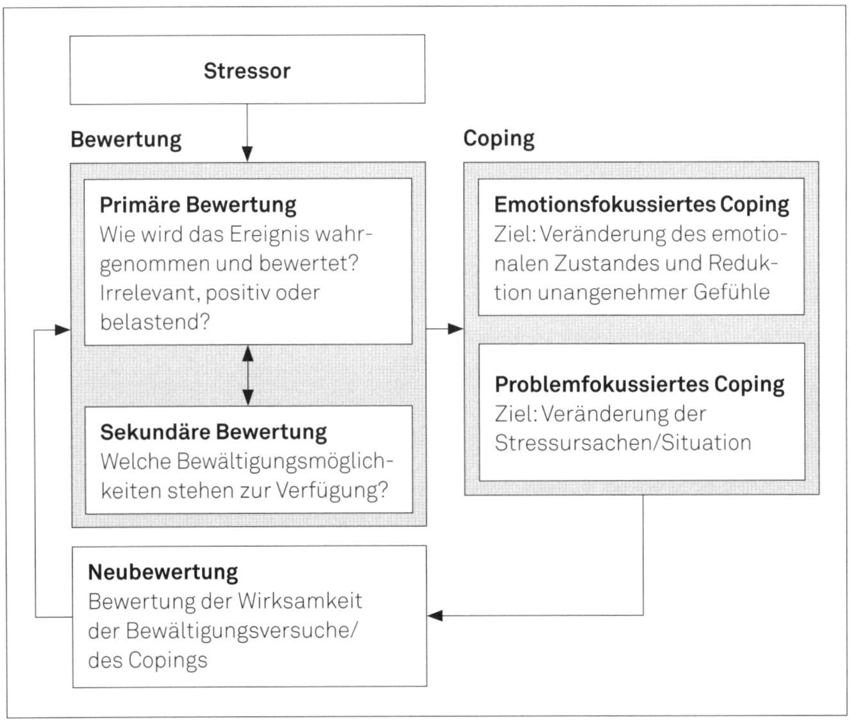

Abbildung 2: Das transaktionale Stressmodell von Lazarus und Folkmann (1986) (in Anlehnung an Heinrichs, Stächele & Domes, 2015, S. 25)

drohung oder (c) Herausforderung. In der *sekundären Bewertung,* welche von persönlichen Erwartungen, Zielen, Motiven und Wertvorstellungen beeinflusst wird, werden die zur Verfügung stehenden Bewältigungsressourcen (internal: z.B. Entschlossenheit; external: z.B. finanzielle Ressourcen) abgeschätzt. Obwohl die Begriffe primäre und sekundäre Bewertung eine sequenzielle Abfolge vermuten lassen, können beide Bewertungsprozesse parallel ablaufen und in Wechselwirkung zueinander stehen. Nach Abschluss der Bewertungsprozesse folgt die *Bewältigung (Coping),* wobei hier zwischen *problemfokussiertem* und *emotionsfokussiertem Coping* unterschieden wird. *Problemfokussiertes Coping* umfasst Handlungen des Individuums, um in die Situation einzugreifen und diese zu verändern. *Emotionsfokussiertes Coping* hingegen beschreibt Strategien, welche die assoziierten Emotionen regulieren sollen.

2.1.2 Biologische Stressreaktion

Jede psychologische Stressreaktion geht mit einer biologischen Stressreaktion einher. Letztere kann in eine unmittelbare, schnelle und eine langsamere Stressreaktion unterschieden werden, welche sich zweier unterschiedlicher Systeme („Stressreaktions-Achsen") bedienen und nachfolgend zusammenfassend beschrieben werden.

Die zwei Stressreaktions-Achsen

Die unmittelbare Stressreaktion läuft innerhalb weniger Sekunden ab und wird über die Neurotransmission im sympathischen Nervensystem (insbesondere über die Ausschüttung von Adrenalin und Noradrenalin) gesteuert. Die zweite, langsamere Stressreaktion wird durch die Hypothalamus-Hypophysen-Nebennierenrinden-Achse (engl. hypothalamus-pituitary-adrenocortical axis, HPA-Achse) und über das Corticotropin-Releasing-Hormon (CRH), das adrenocorticotrope Hormon (ACTH) sowie Glukokortikoide (v.a. Kortisol) vermittelt (vgl. Abbildung 3).

Abbildung 3 stellt das Zusammenwirken der HPA-Achse (linke Seite) und des sympathischen Nervensystems (rechte Seite) bei der Stressreaktion dar. Die gestrichelten Linien zeigen die Feedbackschleifen, welche regulierend auf die HPA-Achse wirken.

Ausgangspunkt für beide Stressreaktions-Achsen ist der Hypothalamus. Dieser steuert aufgrund der Verschaltung mit den über- und untergeordneten Strukturen des vegetativen (autonomen) Nervensystems. Der Hypothalamus erhält sowohl Informationen über Vorgänge in inneren Organen als auch sensorischen Input. Über ihn werden vegetative Funktionen wie Anpassung von Körpertemperatur, Atmung, Kreislauf sowie die Regulation von Nahrungs- und Flüssigkeitsaufnahme, gesteuert. Die beiden Haupt-

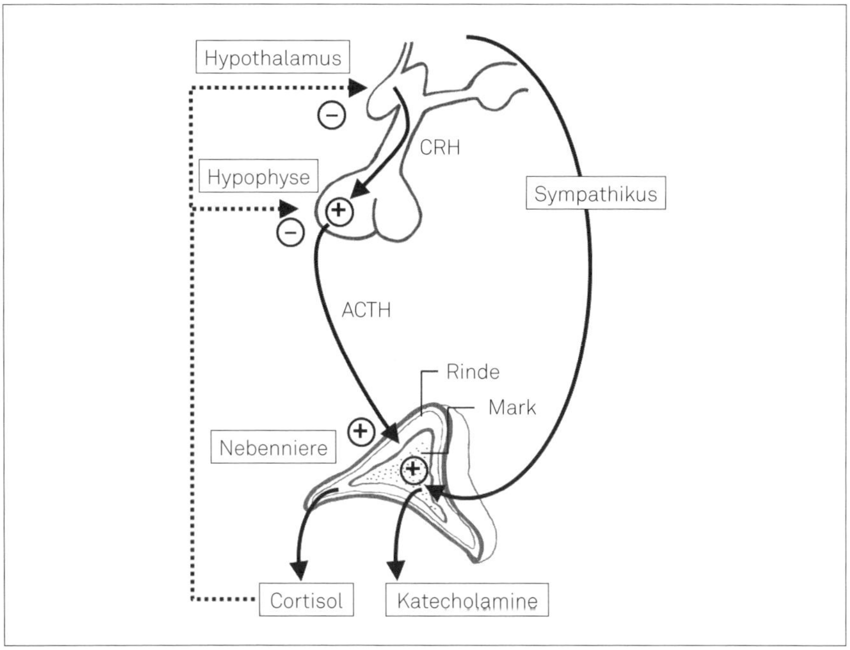

Abbildung 3: Stressreaktions-Achsen (Heinrichs et al., 2015, S. 27)

zweige des autonomen Nervensystems werden aus dem sympathischen Nervensystem (Sympathikus) und dem parasympathischen Nervensystem (Parasympathikus) gebildet. Der Sympathikus ist primär in der Steuerung von Aktivierungsvorgängen, zur Vorbereitung einer Kampf- oder Flucht-Reaktion („fight or flight"), involviert. Noradrenalin und Adrenalin, welche aus dem Nebennierenmark in den Blutstrom ausgeschüttet werden, haben hierbei funktionssteigernde Wirkung an vielen inneren Organen (Schandry, 2016).

Die Rolle des Sympathikus für die Stressreaktion

Tabelle 1 gibt eine Übersicht über Wirkungen des Sympathikus und des Parasympathikus auf verschiedene Organe des Körpers. So wirkt der Sympathikus beispielsweise auf das Herz mit einer Steigerung der Pulsfrequenz, der Erregungsleitgeschwindigkeit und der Kontraktionskraft sowie der Erweiterung (Dilatation) der Blutgefäße. Im Gastrointestinaltrakt kommt es unter anderem zu einer Minderung der rhythmischen Kontraktionswellen im Darm (Peristaltik), Verschluss der Schließmuskeln (Sphinktermuskeln) und zu einem Zusammenziehen (Konstriktion) der Blutgefäße. Der Parasympathikus wirkt beispielsweise auf das Auge mit einer Verengung der Pupillen und Fokussierung der Augenlinse, um durch Verlängerung oder Verkürzung der Brennweite ein scharfes Bild auf der Netzhaut des Auges zu erreichen (Akkomodation).

Tabelle 1: Wirkung von Sympathikus und Parasympathikus auf verschiedene innere Organe (Trepel, 2017)

Organ	Sympathikus	Parasympathikus
Auge	Pupillenerweiterung	Pupillenverengung, Akkommodation
Tränendrüse	Keine Veränderung	Sekretion
Herz	Pulsfrequenz steigt	Pulsfrequenz sinkt
	Erregungsleitungs-geschwindigkeit steigt	Erregungsleitungs-geschwindigkeit sinkt
	Kontraktionskraft steigt	Keine Veränderung der Kontraktionskraft
	Dilatation der Blutgefäße	Keine Veränderung
Lungen	Dilatation der Bronchial-muskulatur	Konstriktion der Bronchial-muskulatur
Gastro-intestinaltrakt	Peristaltik wird gemindert	Peristaltik wird gesteigert
	Verschluss der Sphinkter-muskeln	Öffnung der Sphinkter-muskeln
	Keine Veränderung der Sekretion in den Magendrüsen	Steigerung der Sekretion in den Magendrüsen
	Keine Veränderung der Sekretion in den Darmdrüsen	Steigerung der Sekretion in den Darmdrüsen
	Sekretion im Nebennierenmark (v. a. Noradrenalin und Adrenalin)	Keine Veränderung der Sekretion im Nebennierenmark
	Konstriktion der Blutgefäße	Dilatation der Blutgefäße
Harnblase	Kontraktion des Schließ-muskels (Verschluss)	Kontraktion der Wand-muskulatur (Entleerung)
Schweißdrüsen	Steigerung der Sekretion	Keine Veränderung
Speicheldrüsen	Sekretionsminderung und -eindickung	Sekretionssteigerung und -verdünnung
Skelett-muskulatur	Dilatation der Blutgefäße	Keine Veränderung
Haut	Konstriktion	Keine Veränderung
Geschlechts-organe	Keine Veränderung	Dilatation der Blutgefäße

Die zweite Stressreaktions-Achse und Folgen von dauerhaftem Stress

Die zweite, langsamere Stressreaktion, die über die HPA-Achse, dem unter Stress aktivierten Zusammenwirken von Hypothalamus, Hypophyse und Nebennierenrinde, gesteuert wird, dient vor allem der Regulation der Sekretion der Glukokortikoide. Als hormonelles Ausführungsorgan des Hypothalamus setzt die Hypophyse das Corticotropin-Releasing-Hormon (CRH) frei, welches die Ausschüttung des adrenocorticotropen Hormons (ACTH) über die Adenohypophyse, dem Vorderlappen der Hypophyse, anregt. Das ACTH löst in der Nebennierenrinde die Sekretion von Glukokortikoiden aus. Die Glukokortiodausschüttung (v.a. die Ausschüttung von Kortisol) im Zusammenhang mit der Stressreaktion führt dazu, dass dem Körper über verschiedene biochemische Reaktionsketten Energie (vor allem Glukose) bereitgestellt wird. Negative Rückkopplungsmechanismen auf verschiedenen Ebenen des Systems dienen der Feinabstimmung der HPA-Achse. Weiterhin stellen Glukokortikoide eine Verbindung zwischen der HPA-Achse und dem Immunsystem her. Sie sind zudem bei der Hemmung von Entzündungsprozessen und der Dämpfung des Immunsystems beteiligt, können aber auch aktivierend auf das Immunsystem wirken. Glukokortikoide können die Blut-Hirn-Schranke passieren und direkt an spezifischen Rezeptorsystemen wirken, welche in Zusammenhang mit der Modulation von Emotionen wie depressiver Verstimmung und Angst sowie Lernen und Gedächtnis stehen. Ein dauerhaft hoher Glukokortikoidspiegel begünstigt negative Begleiterscheinungen, wie z.B. Bluthochdruck, Abbau von Muskelgewebe sowie auch die Schädigung des Hippocampus (Schandry, 2016).

Im Zusammenhang mit den physiologischen Folgen von dauerhafter Beanspruchung ist auch das Konzept der allostatischen Belastung („allostatic load“) von McEwen (1998) zu nennen. Der Begriff „Allostase“ umfasst die regulierenden physiologischen Prozesse, die dem Körper dabei helfen, kurzfristig wieder in das physiologische Gleichgewicht (Homöostase) zu kommen. Bei chronischem Auftreten oder extrem hoher Intensität eines Stressors werden die regulierenden Mechanismen und die Aufrechterhaltung der Homöostase, des physiologischen Gleichgewichts, beeinträchtigt. Die physiologischen Prozesse, die dem Körper eigentlich dabei helfen, die Homöostase kurzfristig aufrechtzuerhalten, führen bei dauerhafter oder extrem intensiver Beanspruchung zu „Abnutzungserscheinungen“ der allostatischen Belastung. Neben dem Auftreten chronischer oder sehr intensiver Stressoren kann auch eine im Individuum liegende, fehlschlagende Habituationsfähigkeit bzw. eine Störung der Emotionsregulation sowie eine Verkettung nicht erfolgreicher allostatischer Regulationsmechanismen zur Erhöhung der allostatischen Belastung führen.

Von der Stressreaktion abzugrenzen ist der Begriff der Stressreaktivität. Diese bezieht sich auf die individuelle, relativ stabile, zeit- und situationsübergreifende Disposition, auf Belastungen mit schnell auslösbaren, starken und lang andauernden Stressreaktionen zu antworten (Schlotz, Yim, Zoccola, Jansen & Schulz, 2011).

2.2 Physiologische und neurobiologische Grundlagen der Entspannung

Bei der Entspannung handelt es sich um einen spezifischen körperlichen Prozess bzw. ein Reaktionsmuster, das in jedem Menschen angelegt ist. Die Entspannungsreaktion umfasst eine Reihe typischer physiologischer Veränderungen, welche durch kontinuierliches Üben gebahnt und stabilisiert werden können und zur Modulation zentralnervöser Prozesse und zur Verminderung der sympatho-adrenergen Erregungsbereitschaft bestehen (Vaitl, 2020). Tabelle 2 zeigt eine Übersicht über die wichtigsten physiologischen Veränderungen.

Tabelle 2: Physiologische Veränderungen bei Entspannung (Vaitl, 2020)

Körperbereich	Physiologische Veränderung
Zentrales Nervensystem	• hirnelektrische Aktivität • neuro-vaskuläre Aktivität
Neuromuskuläres System	• Reduktion des Tonus der Skelettmuskulatur • Abnahme der Reflextätigkeit
Kardiovaskuläres System	• Erweiterung der peripheren Gefäße • Verlangsamung der Herzrate • Erhöhung der Herzratenvariabilität • Reduktion des arteriellen Blutdrucks
Respiratorisches System	• Reduktion der Atemfrequenz • die einzelnen Atemzyklen werden gleichmäßiger • der Sauerstoffverbrauch nimmt ab
Elektrodermale Veränderungen	• Reduktion der Hautleitfähigkeit • Reduktion der Spontanfluktuationen (Reizunabhängige spontane Veränderungen der Hautleitfähigkeit)

Es gibt verschiedene apparative Ansätze, welche Informationen über die Ein- und Auswirkungen von Entspannungsmethoden geben. Von besonderer Bedeutung sind hierbei Methoden, welche einen Einblick in zentralnervöse Prozesse ermöglichen. Häufige Anwendung findet das Elektroenzephalogramm (EEG), welches nachfolgend zusammenfassend dargestellt wird.

EEG als neurobiologische Methode zur Messung von Entspannung

Das EEG erfasst elektrische Potenzialschwankungen, welche durch Erregungsprozesse, die durch evozierte Potenzialveränderungen oder unterschiedlichen Formen der hirnelektrischen Spontanaktivität hervorgerufen werden, in der Hirnrinde entstehen (Vaitl, 2020). Die hirnelektrische Spontanaktivität umfasst die permanent an der Schädeloberfläche messbaren Spannungsschwankungen, welche sich in rhythmischen Potenzialveränderungen (zumeist in einem Frequenzbereich zwischen 0,5 und 50 Hz, mit Amplituden zwischen 1 und 200 µV) äußern. Es lassen sich bevorzugte Frequenzbereiche (Frequenzbänder) beobachten, welche sich je nach Maß der individuellen Aktiviertheit der Großhirnrinde unterscheiden (vgl. Tabelle 3). Zu ergänzen ist, dass die Einteilung verallgemeinernd ist und es im Einzelfall zu Abweichungen kommen kann.

Tabelle 3: Übersicht über die verschiedenen Frequenzbänder und Aktiviertheitszustände (Schandry, 2016; Vaitl, 2020)

Frequenzband	Frequenzbereich (Hz)	Aktiviertheitszustand
Alpha (α)	8–13	Entspannter Wachzustand. Häufigkeit und Dauer bei geschlossenen Augen und reizarmer Umgebung zunehmend.
Beta (β)	14–30	Wachzustand. Tritt vermehrt bei mentaler oder körperlicher Aktivität oder psychischer Belastung auf.
Theta (θ)	4–7	Verminderter Wachzustand. Dösen oder Übergang zum Einschlafen, aber auch bei Aufmerksamkeitsfokussierung bei Lern- und Gedächtnisvorgängen.
Gamma (γ)	31–100	Treten bei Kopplung von räumlich entfernt liegenden Gruppen von Neuronen auf, wie z.B. bei der visuellen Wahrnehmung.
Delta (δ)	0,5–3	Treten im Tiefschlaf auf.

3 Indikation, Kontraindikation und Diagnostik

In Kapitel 1.5 wurde darauf hingewiesen, dass Entspannungsmethoden im Bereich der primären Prävention bereits häufig und erfolgreich eingesetzt werden. In diesem Kontext ist in der Regel eine exakte Klärung der Indikation nicht vorgesehen – für gewöhnlich reicht die subjektive Wahrnehmung, „gestresst zu sein". Jedoch sollten auch in diesem Kontext die wichtigsten (potenziellen) Kontraindikationen (sexuelle Missbrauchserfahrung, Psychosen – vgl. Kapitel 3.2) überprüft werden, um Komplikationen zu vermeiden.

Im psychotherapeutischen Kontext steht zu Beginn der Behandlung stets eine ausführliche Diagnostik sowohl im Hinblick auf das Vorliegen psychischer Störungen als auch körperlicher Begleiterkrankungen, eine umfangreiche Anamnese sowie die Erhebung des psychischen Befundes. In Abhängigkeit vom jeweils eingesetzten Therapieverfahren erfolgt darüber hinaus eine Verhaltensanalyse (Verhaltenstherapie) oder die Formulierung psychodynamischer Aspekte (z. B. mittels der Operationalisierten Psychodynamischen Diagnostik, OPD).

Entspannungsmethoden als mögliches Therapieelement

Die Entscheidung darüber, ob eine Entspannungsmethode in den Therapieplan aufgenommen wird, hängt dabei von verschiedenen Faktoren ab: Zunächst ist zu klären, ob auf der Basis aktueller Evidenzen davon auszugehen ist, dass Entspannung ein aussichtsreiches Therapieelement darstellt oder nicht im Sinne eines „first line treatment" betrachtet werden sollte. Beispielsweise liegt zwar eine Vielzahl von Belegen vor, dass Entspannungsmethoden bei Angststörungen durchaus hilfreich sind, es gibt jedoch auch Ansätze, wie z. B. die kognitive Therapie, die höhere Effektstärken ausweisen.

Entspannungsmethoden – Wann und wie?

Für die Therapieplanung ist zu klären, an welcher Stelle der Therapie Entspannung eingeführt werden soll – die Entscheidung darüber hängt u. a. davon ab, ob die Entspannungsfertigkeiten für spätere Therapieelemente zur Vorbereitung notwendig sind (z. B. im Rahmen der systematischen Desensibilisierung) oder ob sie im Rahmen der Rückfallprophylaxe erneuten spannungsinduzierten Rückfällen vorbeugen sollen. Darüber hinaus ist zu klären, ob die Entspannungsmethoden parallel zur Einzeltherapie in einer Gruppe oder im Rahmen der Einzeltherapie erlernt werden sollen. Sowohl aus gruppendynamischer als auch aus ökonomischer Sicht bietet sich – wo möglich – die Durchführung in Gruppen an. In diesem Fall sollte jedoch darauf geachtet werden, dass in der Einzeltherapie regelmäßig auf die Erfahrungen in der Entspannungsgruppe Bezug genommen werden sollte.

3.1 Indikation

Entspannungsmethoden werden begleitend bei einer Vielzahl von therapeutischen Ansätzen und Störungsbildern eingesetzt. Die Indikation hierfür ergibt sich häufig aus der subjektiven Selbsteinschätzung der zu behandelnden Person oder, im Falle der Behandlung von stressabhängigen körperlichen Beschwerden, aus der Einschätzung durch den*die Behandler*in.

Zu beachten ist die Breite (bzw. Selektivität) der Indikationsstellung für den Einsatz von Entspannungsmethoden. Bei einer breiten Indikationsstellung werden auch Personen eingeschlossen, die aufgrund störungsbezogener Faktoren oder anderer Merkmale eher geringe Erfolgsaussichten haben. In einer Vielzahl von Studien, in denen eine breite Indikationsstellung gewählt wurde, zeigten sich vergleichsweise hohe Abbruchquoten (im Mittel 30 % bis Ende der Trainingsphase) (Krampen, 2013). Um die mit einem Abbruch möglicherweise einhergehenden Misserfolgserfahrungen sowie eventuelle Therapieabbrüche zu vermeiden, empfiehlt sich daher eine selektivere Indikation.

Voraussetzungen für den Einsatz von Entspannungsverfahren

Krampen (2013) verweist hierbei auf eine Reihe von Aspekten, welche vor Beginn des Trainings erfüllt sein oder in einer Vorbereitungsphase vor Beginn des Trainings aufgebaut werden sollten. Hierzu zählen die Fähigkeit zu Konzentration und angemessener Mitarbeit, zur wiederholten Übung und zum sozialen Kontakt. Eine hohe Eigenmotivation der zu behandelnden Person scheint vor allem zu Beginn des Trainings wichtig zu sein. Die Ergebnisse zur Frage, ob Personen mit bestimmten Persönlichkeitsmerkmalen, insbesondere emotionaler Labilität oder Extraversion, besonders profitieren, sind widersprüchlich (Krampen, 2013). Es kann daher keine klare Empfehlung gegeben werden. Ein hilfreicher Aspekt von Entspannungsmethoden liegt in einer möglichen Reduktion von Hilflosigkeitsgefühlen und einer Steigerung des Selbstwirksamkeitserlebens.

3.1.1 Typische Anwendungsfelder im Erwachsenenalter

Im Folgenden soll auf den Einsatz von Entspannungsmethoden bei ausgewählten psychischen Störungen im Erwachsenenalter eingegangen werden.

Diese Darstellung soll nicht als erschöpfend verstanden werden – im Kontext individueller Fallkonzeptionen kann die Anwendung von Entspannungsmethoden darüber hinaus bei einer Vielzahl weiterer psychischer Störungen und körperlicher Erkrankungen begründet werden.

3.1.1.1 Angststörungen

Wahl der Entspannungsmethode abhängig von Art der Angst(-störung)

Die Auswahl der Entspannungsmethode zur vornehmlich supportiven Behandlung von phobischen Störungen bzw. Angststörungen erfolgt vor dem Hintergrund der je nach Störung unterschiedlichen vegetativen Reaktionsprofile (Hamm, 2020). Es wird eine grobe Einteilung zwischen Störungen mit überwiegend sympathikoton dominiertem vegetativem Furchtprofil (z. B. Tierphobie, Höhenphobie) und Störungen mit zunächst sympathikoton gesteuerter Reaktion und nachfolgender vasovagaler Reaktion (z. B. Phobie des Blut-Spritzen-Verletzungs-Typus) getroffen. Bei Störungen mit einer Dominanz des Sympathikus treten körperliche Symptome, wie z. B. Atembeschwerden, Kurzatmigkeit, Zittern oder Herzklopfen, in den Vordergrund. Bei Störungen mit sympathikotoner und anschließender vasovagaler Reaktion kommt es zunächst zu Symptomen, wie z. B. Anstieg des Blutdrucks oder Anstieg der Herzrate, welche dann innerhalb von kurzer Zeit in Symptome, wie z. B. plötzlicher Abfall des Blutdrucks, begleitet von Übelkeit, Benommenheit, Schwindel und Schweißausbrüchen, übergehen. Weiterhin können störungsspezifische Unterschiede in den Symptomen auftreten. So berichten Patient*innen mit „spontan" auftretenden Panikattacken in der Regel häufiger von Taubheits- und Kribbelgefühlen in den Extremitäten. Weiterhin werden häufig Beklemmungs- und Erstickungsgefühle, welche auf eine vermehrte Hyperventilation während der Panikattacke hinweisen, sowie bedrohliche kognitive Bewertungen der ausgelösten körperlichen Symptome (z. B. „Angst, verrückt zu werden", „Angst, zu sterben") genannt. Bei der generalisierten Angststörung (GAS), welche mit dauerhafter und extremer antizipatorischer Angst einhergeht, überwiegen hingegen muskuläre Anspannung, starke autonome Erregung (z. B. fein- oder grobschlägiger Tremor, Mundtrockenheit, Palpitationen) sowie dauernde Hypervigilanz hinsichtlich möglicher Anzeichen von Bedrohung (Hamm, 2020).

Die isolierte Anwendung von Entspannungsmethoden zur Behandlung von Panikstörungen ist in den meisten Fällen eher kontraindiziert und sollte, wenn überhaupt, nur unabhängig und außerhalb des akuten Auftretens von Paniksymptomen Anwendung finden, um das allgemeine Anspannungsniveau des*der Patient*in zu reduzieren. Der Einsatz von Entspannungsmethoden während akuter Paniksymptome würde Vermeidungsverhalten fördern, da die Entspannungsübung als Sicherheitsverhalten missbraucht wird. Bei Störungen, die mit einer sympathikoton gesteuerten Reaktion einhergehen (v.a. Tier- und Höhenphobien), hat sich eine Variante der progressiven Muskelentspannung, einer von Öst (1987) modifizierten Methode, als Maßnahme zur Unterstützung während der In-vivo-Konfrontation erwiesen. Diese enthält neben Elementen aus der PMR auch Psychoedukation, systematische Selbstbeobachtung und die Anwendung konditionierter Entspannungssignale (Hamm, 2020). Bei Störungen, welche mit einer vasovagalen Reaktion assoziiert sind (v.a. Phobien des Blut-Spritzen-Verletzungs-Typus), ist eine gezielte Herbeiführung von Entspannung, insbesondere während einer Expositionsbehandlung, kontraindiziert. Zur Verhinderung oder Abmilderung der vasovagalen Reaktion hat sich die Methode der angewandten Anspannung (vgl. Kapitel 4.1.8.1) als wirksam erwiesen. Auch diese Methode orientiert sich an der PMR, allerdings werden die Patient*innen angewiesen, nach der Phase der Anspannung die Spannung zu lösen, aber nicht zu entspannen (Hamm, 2020). Auch bei der Behandlung der GAS werden Entspannungsübungen, z.B. PMR, begleitend eingesetzt. Der isolierte Einsatz von Entspannungsmethoden hat sich bisher als wenig effektiv erwiesen. Die Wirksamkeit von Entspannungsmethoden in Kombination mit Expositionsbehandlung bzw. kognitiven Methoden wurde in zahlreichen Metaanalysen untersucht und belegt (Hamm, 2020).

Im Bereich der sozialen Angststörungen stellen Entspannungsmethoden aktuell nicht die Methode der ersten Wahl dar. Obwohl sich mit Entspannungsmethoden in frühen Studien durchaus Behandlungserfolge erzielen ließen, wird aktuell davon ausgegangen, dass kognitiven Therapieelementen wie dem Abbau von Sicherheitsverhalten und der Modifikation eines dysfunktionalen Aufmerksamkeitsfokus eine größere Bedeutung zukommt. Besonders kritisch wird in diesem Kontext diskutiert, dass Entspannungstechniken im Sinne dysfunktionalen Sicherheitsverhaltens die soziale Angststörung aufrechterhalten können. Dennoch kommt Entspannungsmethoden im Rahmen der individuellen Therapieplanung insbesondere bei chronifizierten sozialen Angststörungen und gegebenenfalls komorbider vermeidend-selbstunsicherer Persönlichkeitsstörung eine Rolle zu: Patient*innen mit diesem Störungsbild weisen häufig ein sehr hohes Anspannungsniveau auf, das den Einsatz der erwähnten Therapiestrategien deutlich erschwert.

3.1.1.2 Somatoforme Störungen

Entspannungsmethoden zur Unterstützung der Behandlung somatoformer Störungen

Bei somatoformen Störungen treten körperliche Beschwerden auf, z.B. Rückenschmerzen, Kopfschmerzen, Schmerzen im Magen-Darm-Bereich, die nicht oder nicht vollständig durch organische Ursachen erklärt werden können. Auch bei der Behandlung von somatoformen Störungen können Entspannungsmethoden supportiv zur Anwendung kommen und beispielsweise zur Reduktion erhöhter Muskelspannung bei chronischen Schmerzen beitragen. Darüber hinaus können Entspannungsmethoden dazu beitragen, ein aktives Bewältigungsverhalten zu fördern und eine mögliche Alternative zum Rückzugsverhalten darstellen, sowie ein positives Körpererleben fördern.

Über die differenzielle Anwendung von Entspannungsmethoden bei somatoformen Störungen liegen bisher nur wenige Studienergebnisse vor, sodass die Auswahl zumeist von der Präferenz und Symptomatik der Patient*innen sowie der Kompetenz der behandelnden Therapeut*innen abhängt. Zur Anwendung kommen beispielsweise PMR, imaginative Verfahren oder Biofeedback. Detaillierte Empfehlungen zur störungsspezifischen Auswahl der Entspannungsmethode gibt die „Evidenzbasierte Leitlinie zur Psychotherapie somatoformer Störungen und assoziierter Syndrome" (Martin et al., 2013).

3.1.1.3 Burnout

Der Begriff „Burnout" umschreibt einen anhaltenden Zustand von subjektiv wahrgenommener emotionaler Erschöpfung („Ausgebranntsein", Erschöpfung der körperlichen und psychischen Reserven), welcher von verminderter beruflicher Leistungsfähigkeit, Depersonalisation und Zynismus begleitet wird (Deutsche Gesellschaft für Psychiatrie, Psychotherapie und Nervenheilkunde [DGPPN], 2012). Es gibt keine einheitliche Definition des Begriffs. Allen Definitionen ist das subjektive Krankheitsmodell gemeinsam, in dem die Beschwerden als Resultat der Arbeitsbelastung gesehen werden. Es bestehen Überschneidungen mit Diagnosen psychischer Störungen (v.a. Depression, Anpassungsstörung). In der ICD-10 wird Burnout in der Restkategorie „Probleme verbunden mit Schwierigkeiten bei der Lebensbewältigung" (Z73) bzw. „Burnout gleichbedeutend mit Zustand der totalen Erschöpfung" (Z73.0) geführt (Dilling et al., 2015). Die ICD-11 ordnet Burnout (QD85) der Überkategorie „Probleme verbunden mit Arbeit oder Arbeitslosigkeit" (QD8) zu (WHO, 2020).

Die DGPPN (2012) veröffentlichte ein Konzept zur Klassifikation von Burnout (Abbildung 4), welches neben arbeitsplatzbezogenen und individuellen Auslösern auch das Vorliegen möglicher bereits bestehender Erkrankungen und Folgekrankheiten berücksichtigt und Empfehlungen zur diagnostischen Klassifikation gibt. Das Modell geht davon aus, dass Arbeitsüberforderung mit vegetativen Symptomen, wie z. B. Schlafstörungen oder dem Gefühl von Erschöpfung und Anspannung, einhergehen können. Treten die Symptome temporär auf und bilden sich nach kurzen Erholungsphasen wieder zurück, sollte dies nach dem Konzept nicht als Burnout eingeordnet werden. Von Burnout sollte demnach erst dann gesprochen werden, wenn eine länger anhaltende Arbeitsüberforderung vorliegt, deren Ende häufig nicht absehbar ist, und Erholungspausen (Wochenende, Urlaub) nicht zur Rückbildung der

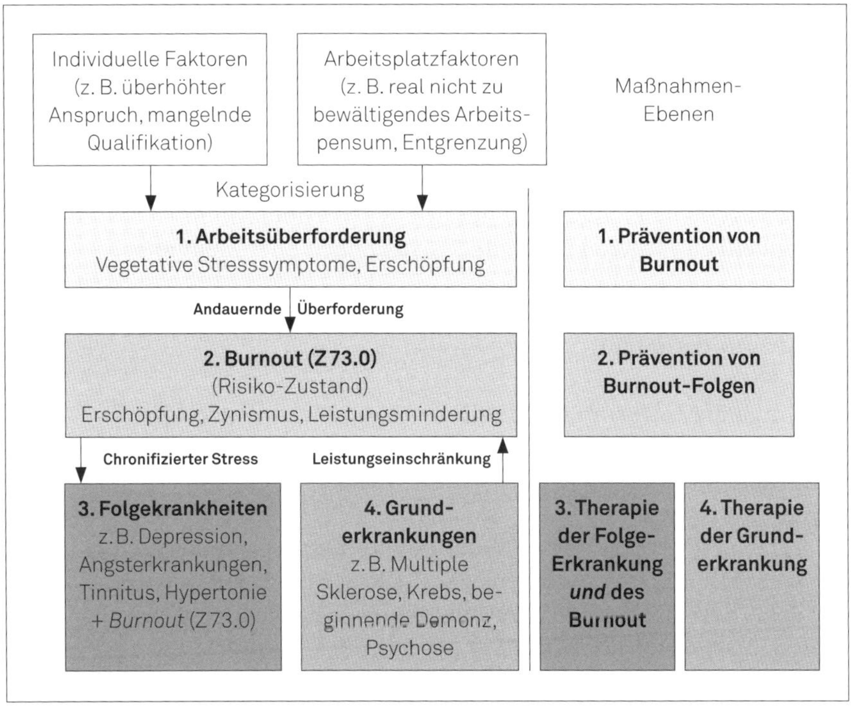

Abbildung 4: DGPPN-Kategorisierung von Burnout-Beschwerden mit den entsprechenden Maßnahmen-Ebenen (in Anlehnung an DGPPN, 2012, S. 4 und 10)

vegetativen Symptomatik führen und diese von Leistungsminderung, Erschöpfung und kritischer Distanzierung zur Arbeit begleitet wird. Burnout kann ein Risikozustand für die Entwicklung psychischer und physischer Erkrankungen darstellen, dies gilt insbesondere für Menschen mit depressiven Episoden in der Vergangenheit sowie Angst- oder Abhängigkeitserkrankungen. Es gibt Hinweise, dass Burnout ein Einflussfaktor bei der Entstehung von körperlichen Erkrankungen wie Tinnitus, Infektionskrankheiten oder Hypertonie darstellen kann (DGPPN, 2012). Es wird in dem Konzept vorgeschlagen, dass die zusätzliche Kodierung mit der ICD-10-Anhangsziffer Z73.0 erfolgen soll, wenn eine dauerhafte Arbeitsüberforderung als wichtiger Risikofaktor einer psychischen oder körperlichen Erkrankung gesehen werden kann. Die Anhangsziffer Z73.0 soll nicht gewählt werden, wenn die Burnout- oder burnoutähnlichen Beschwerden als Frühsymptomatik einer gleichzeitig bestehenden Erkrankung (z. B. Multiple Sklerose, Krebs, beginnender Demenz oder Psychose, welche ebenso mit dem Gefühl der Überforderung, Erschöpfung am Arbeitsplatz und Insuffizienzgefühlen einhergehen können) auftreten. In diesem Fall wird davon ausgegangen, dass eine erfolgreiche Therapie der Grunderkrankungen die burnoutähnlichen Beschwerden beheben sollte.

Vermittlung von Entspannung zur Prävention und Therapie von Burnout

In dem Konzept werden weiterhin verschiedene Maßnahmen-Ebenen der Prävention und Therapie spezifiziert, wobei Entspannungsmethoden auf allen Ebenen präventiv bzw. supportiv in der Therapie eingesetzt werden können (vgl. Abbildung 4). Entspannungsmethoden können die betroffene Person dabei unterstützen, Gefühle von Unkontrollierbarkeit, wie sie mit hohem Distress einhergehen können, auf körperlicher Ebene zu unterbrechen (z. B. mittels PMR, AT oder Biofeedback) oder die Wahrnehmung innerer Klarheit und Verbundenheit fördern (z. B. mittels Achtsamkeit oder Meditation).

3.1.1.4 Insomnien

Nichtorganische Insomnien (ICD-10: F51.0) sind durch Einschlaf- oder Durchschlafstörungen sowie morgendliches Früherwachen über einen längeren Zeitraum hinweg charakterisiert (Dilling et al., 2015). In der ICD-11 werden Insomnien mit 7A00, 7A01 oder 7A0Z kodiert (WHO, 2020). Als Folge davon können erhöhte Müdigkeit und Konzentrationsschwierigkeiten die Tagesbefindlichkeit deutlich beeinträchtigen, was mit massiven Störungen der privaten und beruflichen Funktionsfähigkeit einhergehen und hohes subjektives Leid auslösen kann.

Entspannung als hilfreiche Ergänzung der Behandlung nichtorganischer Insomnien

Entspannungsmethoden stellen eine hilfreiche Ergänzung zur Behandlung von nichtorganischen Insomnien dar, da sie insbesondere an den die Störung aufrechterhaltenden Faktoren der körperlichen oder kognitiven Übererregtheit („Hyperarousal") anknüpfen. Zur Förderung der körperlichen Entspannung werden PMR und Biofeedback eingesetzt. Zur Förderung der kognitiven Entspannung werden imaginative und kognitive Methoden (z. B. AT, Hypnose, achtsamkeitsbasierte Verfahren) eingesetzt, häufig in Kombination mit Methoden zur Förderung der körperlichen Entspannung.

3.1.1.5 Sexuelle Funktionsstörungen

Sexuelle Funktionsstörungen beziehen sich auf Beeinträchtigungen des sexuellen Verhaltens und Erlebens, einschließlich körperlicher Reaktionen, die eine gewünschte sexuelle Interaktion erschweren oder verhindern. Beispiele hierfür sind die Vermeidung von und Angst vor Sexualität, Ekel oder Unlustgefühle, das Ausbleiben von körperlichen Reaktionen, Schmerzen und Orgasmusstörungen. Die Ursachen sexueller Funktionsstörungen können sowohl körperlicher als auch psychischer Art sein, wie z. B. berufliche Anspannung, Lebenskrisen, Leistungsdruck, Ängste oder Folgen von sexuell traumatisch erlebten Situationen.

Entspannung zur Unterstützung des Abbaus von sexuellen Ängsten

Entspannungsmethoden werden supportiv bei der Bearbeitung von sexuellen Ängsten, welche eine sexuelle Reaktion behindern, eingesetzt. Ziel ist es, die durch Ängste (z. B. Erwartungs- oder Versagensängste oder Angst vor einem*einer unsensiblen Partner*in) hervorgerufene physiologische Anspannung zu reduzieren und die periphere Gefäßerweiterung, die für eine sexuelle Reaktion notwendig ist, zu begünstigen (Gromus, 2020).

3.1.2 Typische Anwendungsfelder im Kindes- und Jugendalter

Auch im Bereich der Kinder- und Jugendlichenpsychotherapie finden Entspannungsübungen häufig Anwendung, sowohl bei internalisierenden als auch bei externalisierenden Störungen. Nachfolgend werden einige Indikationen exemplarisch vorstellt, auch wenn Entspannungsmethoden in der individuellen Therapieplanung auch bei anderen Störungen plausibel eingesetzt werden können.

3.1.2.1 Störungen des Sozialverhaltens

Störungen des Sozialverhaltens bei Kindern und Jugendlichen beziehen sich auf aggressives Verhalten gegenüber Menschen und Tieren oder die Überschreitung sozialer Regeln oder absichtliche Beschädigung von Gegenständen. Betroffene zeigen in verschiedenen Bereichen Defizite, unter anderem eine verzerrte Selbst- und Fremdwahrnehmung, motorische Unruhe und innere Anspannung und unzureichende Impulssteuerung und Selbstkontrolle (Petermann & Petermann, 2020). In der ICD-10 werden diese Störungen unter F91 („Störungen des Sozialverhaltens") geführt (Dilling et al., 2015), in der ICD-11 unter 6C91 (WHO, 2020). Zur Behandlung der Defizite werden multimodale Therapieansätze eingesetzt, welche in der Regel auch Entspannungsmethoden enthalten. Entspannungsmethoden können die Reduktion motorischer Unruhe und die Förderung der körperlichen Entspanntheit sowie des psychischen Wohlbefindens unterstützen. Zu berücksichtigen sind hierbei die individuelle Konzentrationsfähigkeit- und Aufmerksamkeitsspanne der Kinder oder Jugendlichen, das Anknüpfen an Alltagserfahrungen (insbesondere bei Imaginationsverfahren) sowie eine hohe Attraktivität der Entspannungsmethode für die zu behandelnde Person (Petermann & Petermann, 2020).

Entspannungsmethoden in der therapeutischen Arbeit mit Kindern und Jugendlichen

Für Kinder und Jugendliche wurden spezielle Entspannungsmethoden entwickelt, die auf in der Erwachsenenbehandlung etablierten Verfahren basieren. Insbesondere haben sich sensorische (z. B. PMR für Jugendliche, Schildkröten-Fantasie-Verfahren für Kinder, vgl. Kapitel 4.2.2) sowie imaginative Entspannungsmethoden (z. B. „Kapitän-Nemo-Geschichten", welche Anteile des autogenen Trainings enthalten, vgl. Kapitel 4.2.3) bewährt (U. Petermann, 2014, 2019; Petermann & Petermann, 2017, 2020).

Bei der Durchführung von Entspannungsübungen bei Kindern und Jugendlichen können verschiedene Hindernisse auftreten, wie z. B. Motivationsmangel aufgrund von fehlender Erfahrung eines Entspannungszustands oder wegen Angst vor Kontrollverlust, Einsatz der Entspannungsmethode zur Vermeidung der Problembewältigung oder Verhaltensänderung sowie Schwierigkeiten bei der Durchführung im gruppentherapeutischen Setting aufgrund der im Jugendalter höheren Selbstaufmerksamkeit und damit einhergehenden vermehrten Schamgefühlen. Mögliche Strategien zum Umgang mit den Hindernissen können eine gezielte Vorbereitung und langsame Heranführung an Entspannungsmethoden sowie eine altersgerechte Sprache und Berücksichtigung alterstypischer Besonderheiten bei der Therapieplanung sein (Petermann & Petermann, 2020).

3.1.2.2 Angststörungen

Im Laufe der Kindheit können verschiedene Ängste auftreten (z. B. Angst vor Dunkelheit, Angst vor großen Tieren), welche als normaler Bestandteil der Entwicklung gesehen werden. Gehen die Ängste deutlich über das übliche Maß oder Alter hinaus, könnte eine Angststörung vorliegen. In der ICD-10 werden verschiedene Störungen unterschieden: z. B. in der ICD-10: F93.0 emotionale Störung mit Trennungsangst im Kindesalter (ICD-11: 6B05; WHO, 2020), F93.1 phobische Störung im Kindesalter, F93.2 Störung mit sozialer Ängstlichkeit im Kindesalter und F93.8 generalisierte Angststörung im Kindesalter (Dilling et al., 2015).

Entspannung zur Reduktion des körperlichen und psychischen Anspannungsniveaus

Im Rahmen von multimodalen Therapieprogrammen (z. B. Petermann & Petermann, 2015) dient der Einsatz von Entspannungsmethoden zur Reduktion der mit der Angststörung einhergehenden hohen körperlichen Spannungszustände, welche sich z. B. in erhöhter muskulärer Verspannung zeigen. Ähnlich wie in Kapitel 3.1.1.1 beschrieben, werden sensorische und imaginative Verfahren auch bei der Behandlung von Angsterkrankungen sowie deren Prävention im Kindes- und Jugendalter angewandt (U. Petermann, 2020).

Auch bei Kindern und Jugendlichen gilt, dass Entspannungstechniken nur außerhalb des Auftretens von Paniksymptomen Anwendung finden sollten. Ziel ist es, das allgemeine psychische und körperliche Anspannungsniveau zu senken, was eine regelmäßige Übung der jeweiligen Entspannungstechnik erforderlich macht. Eine Anwendung zur Bewältigung von angstauslösenden Situationen wirkt sich auf die Bearbeitung der Symptomatik langfristig eher ungünstig aus, da das Vermeidungsverhalten gefördert wird.

3.1.2.3 Aufmerksamkeitsdefizit-/Hyperaktivitätsstörung (ADHS)

Aufmerksamkeitsdefizit-/Hyperaktivitätsstörungen (ADHS) im Kinder- und Jugendalter äußern sich durch Unaufmerksamkeit, Impulsivität und Hyperaktivität. In der ICD-10 wird ADHS unter F90 („Hyperkinetische Störung") verschlüsselt (ICD-11: 6A05; WHO, 2020), bei der alle drei Symptome vorliegen müssen (Dilling et al., 2015). In den aktuell gängigen Ätiologiemodellen wird mangelnde Entspannung bzw. die mangelnde Fähigkeit zur Entspannung nicht als auslösender Faktor für die Entstehung einer ADHS betrachtet (Saile, 2020).

Entspannungsmethoden als Teil multimodaler ADHS-Therapiekonzepte

In aktuellen Leitlinien sind Entspannungsverfahren nicht explizit zur alleinigen oder primären Behandlung genannt. Es gibt verschiedene multimodale Behandlungskonzepte, in denen Strategien zur Selbststeuerung und Selbstmanagement trainiert werden und in denen Entspannungsmethoden supportiv beispielsweise zur Vorbereitung der jeweiligen Sitzung bzw. Trainingsschritte eingesetzt werden (z.B. Krowatschek, Krowatschek & Reid, 2017).

3.1.3 Entspannungsmethoden bei ausgewählten körperlichen Erkrankungen

Entspannungsmethoden zum Umgang mit krankheitsbezogenen Stressoren

Entspannungsmethoden werden häufig auch erfolgreich bei körperlichen Krankheiten eingesetzt. Vereinfacht ausgedrückt betrifft dies sämtliche körperliche Erkrankungen, die in irgendeinem Zusammenhang mit Stress stehen. Symptome akuter und insbesondere chronischer Erkrankungen können an sich bereits einen starken Stressor darstellen. Häufig bringt die Erkrankung weitreichende Veränderungen und Einschränkungen in der Lebensführung und somit weitere Stressoren mit sich. Entspannungsmethoden können entlastend für Patient*innen wirken. Sie stellen somit eine sinnvolle Ergänzung zur Therapie körperlicher Erkrankungen dar und sollten in den Behandlungsplan eingebunden werden.

In der ICD-10 wird neben der Kodierung für die Diagnose der körperlichen Störung zusätzlich die Kodierung F54 „Psychologische oder Verhaltensfaktoren bei andernorts klassifizierten Krankheiten" vergeben (ICD-11-Äquivalent: 6E40; WHO, 2020). Beispiele für die Verwendung der Kodierung sind: Asthma (F54 und J45), Colitis ulcerosa (F54 und K51) oder Magenulkus (F54 und K25).

ICD-10: F54 – Psychologische oder Verhaltensfaktoren bei andernorts klassifizierten Krankheiten (Dilling et al., 2015; ICD-11-Äquivalent: 6E40; WHO, 2020)

Diese Kategorie sollte verwendet werden, um psychische Faktoren und Verhaltenseinflüsse zu erfassen, die eine wesentliche Rolle in der Ätiologie körperlicher Krankheiten spielen, die in anderen Kapiteln der ICD-10 klassifiziert werden. Die sich hierbei ergebenden psychischen Störungen sind meist leicht, oft langanhaltend (wie Sorgen, emotionale Konflikte, ängstliche Erwartung) und rechtfertigen nicht die Zuordnung zu einer der anderen Kategorien des Kapitels V der ICD-10.

Beispielhaft sei hier ein Fall aus dem Bereich der Psychoonkologie genannt: Patient*innen erleben die Diagnose einer Krebserkrankung in der Regel als sehr belastend, da damit ein erheblicher Kontrollverlust, schmerzhafte und langwierige Behandlungen und vielfach auch dauerhafte Einschränkungen einhergehen können. Entspannungsmethoden können es Patient*innen ermöglichen, zumindest phasenweise krankheitsbezogene Grübelgedanken zu unterbrechen, was das Selbstwirksamkeitserleben stärken und entlastend wirken kann.

Speziellere Indikationen im Bereich körperlicher Erkrankungen bestehen beispielsweise bei Neurodermitis, Hypertonie und der Raynaud'schen Krankheit. Auch die Behandlung von Schmerzzuständen (z.B. bei einer zahnärztlichen Behandlung) und die Geburtsvorbereitung sind relevante Anwendungsgebiete.

Subjektive Krankheitstheorie und Entspannungsmethoden

Bei der Integration von Entspannungsmethoden in den Behandlungsplan körperlicher Erkrankungen sind die individuelle Motivation des*der Patient*in und die Bereitschaft, eine Entspannungsmethode zu erlernen und regelmäßig therapiebegleitend anzuwenden, zu prüfen. Der subjektiven Krankheitstheorie des*der Patient*in sollte hierbei besondere Beachtung geschenkt werden. Der Begriff „subjektive Krankheitstheorie" bezieht sich auf die individuelle Erklärung der betroffenen Person, wie die aktuell bestehende Krankheit entstanden ist und welche Faktoren zur Aufrechterhaltung, Verschlechterung oder Besserung der Erkrankung bzw. der Symptome beitragen. Insbesondere beim Vorherrschen eines biomedizinischen Krankheitsverständnisses, welches sich primär auf Körperfunktionen bzw. -dysfunktionen bezieht (Metaphern: „Körper als Maschine", „Herz als Pumpe", „Gehirn als Festplatte") und den Zusammenhang zwischen körperlichen und psychischen Aspekten weitestgehend ausklammert, kann die supportive Anwendung einer Entspannungsmethode zur Stressreduktion auf Widerstand stoßen. Um die individuelle Bereitschaft und Motivation für die Anwendung von Entspannungsmethoden zu erhöhen, empfiehlt sich die „Motivierende Gesprächsführung" (Miller & Rollnick, 2015) sowie die anschließende Vermittlung psychoedukativer Elemente über den Zusammenhang zwischen Stresserleben, psychischen Faktoren und körperlichen Folgen. Ziel ist es, den*die Patient*in auf eine Sichtweise hinzuführen, die körperliche und psychische Aspekte im Hinblick auf die Erkrankung und deren Bewältigung verbindet.

3.2 Kontraindikationen

Entspannungsmethoden eignen sich nicht zur Behandlung jedes Störungsbildes

Obwohl Entspannungsmethoden vielfältige Anwendungsbereiche haben, gibt es Störungsbilder, bei denen der Einsatz von Entspannungsmethoden zur Verstärkung der Symptomatik beitragen kann bzw. aufgrund der störungsspezifischen Charakteristik kein Behandlungseffekt oder gar eine Schädigung der zu behandelnden Person zu erwarten ist (vgl. Tabelle 4). Über alle Störungsbilder hinweg betrachtet sind Entspannungsmethoden bei Patient*innen mit *ausgeprägter Angst vor Kontrollverlust* oder *sexuellen Missbrauchserfahrungen kontraindiziert*. Insbesondere bei bestehender Missbrauchserfahrung kann bereits das für die Durchführung von Entspannungsmethoden übliche Setting (z. B. geräuscharmer Raum, geschlossene Augen, liegende Position) zu einer Reaktivierung traumatischer Erfahrungen führen.

Tabelle 4: Störungsübergreifende und störungsspezifische Kontraindikation von Entspannungsmethoden

Absolute Kontraindikation	Störungsübergreifend	• Ausgeprägte Angst vor Kontrollverlust • Sexuelle Missbrauchserfahrungen • Beginnender Migräneanfall • Tendenz zur vagovasalen Synkopen • Ateminsuffizienz, Bradykardie, Hypotonie
	Störungsspezifisch	• Akute Psychosen • Schwere Depressionen • Akute manische Episoden
Relative Kontraindikation	• Panikstörungen • Hypochondrie • Dissoziative Störungen • Depersonalisationssyndrom • Schwere Intelligenzminderung • Zwangsstörungen • Akute Belastungsreaktionen	

Eine detaillierte Beschreibung der absoluten und relativen Kontraindikationen über die einzelnen Störungsbilder hinweg findet sich bei Krampen (2013).

Zusammenfassend sei gesagt, dass Entspannungsmethoden insbesondere bei *akuten Psychosen, schweren depressiven oder manischen Episoden kontraindiziert* sind. Es gibt Studienergebnisse, die darauf hinweisen, dass Grundübungen des autogenen Trainings, progressive Muskelentspannung und andere kurze Entspannungsübungen während der remittierten Krankheitsphasen oder der rehabilitativen Behandlung bei Patient*innen mit Schizophrenie oder einer depressiven Episode mit psychotischen Symptomen positive Effekte erzielen konnten (Krampen, 2013). Die Befunde stützen sich auf Studien mit vergleichsweise kleinen Teilnehmerzahlen. Darüber hinaus kann der Einsatz von Entspannungsmethoden bei *Panikstörungen* sowie *Hypochondrie* problematisch sein, da bei erhöhter Interozeption vermehrt Panikattacken bzw. neue körperliche Missempfindungen auftreten können. Bei Panikstörungen oder anderen Angsterkrankungen, bei denen Entspannungsmethoden im Rahmen der Therapie zum Einsatz kommen, ist darauf zu achten, dass diese unabhängig von der Symptomatik bzw. nicht während des Auftretens akuter Symptome angewandt werden, da die Anwendung der Entspannungsmethode sonst die Funktion einer Methode zur Vermeidung bekommen kann (vgl. Kapitel 3.1.1.1). Auch bei *dissoziativen Störungen, Depersonalisationssyndrom* sowie *schwerster Intelligenzminderung* ist von der Anwendung von Entspannungsmethoden abzuraten. Weiterhin besteht bei *Zwangsstörungen* die Gefahr einer anankastischen Übersteigerung der Entspannungsroutinen, was ebenso kontraproduktiv wirkt. Bei einer *akuten Belastungsreaktion* können in der Vergangenheit erlernte Entspannungsmethoden zur Entlastung beitragen, das erstmalige Training von Entspannungsmethoden ist in dieser Situation jedoch nicht sinnvoll. Hinsichtlich bestimmter Persönlichkeitsmerkmale oder -ausprägungen ist anzumerken, dass es insbesondere bei *paranoiden, schizoiden, dissozialen, histrionischen* und *anankastischen Tendenzen* zur Symptomprovokation kommen kann.

Beim Vorliegen *körperlicher Erkrankungen* sollte im Einzelfall überprüft werden, ob Entspannungsmethoden für die Patient*innen durchführbar sind – so können beispielsweise intensive Schmerzen im Rahmen von Tumorerkrankungen dazu führen, dass die Patient*innen sich nicht hinreichend auf die Übungen konzentrieren können. Auch das Restless Legs-Syndrom kann einen Hinderungsgrund darstellen.

Weiterhin kontraindiziert können Entspannungsmethoden bei einem ausschließlich medizinisch orientierten Krankheitsmodell der zu behandelnden Person sein (vgl. auch Kapitel 3.1.3).

3.3 Unerwünschte Wirkungen und Nebenwirkungen

Lazarus und Mayne legten bereits 1990 eine Übersicht zu unerwünschten Wirkungen bei Entspannungsmethoden vor. Sie nennen dabei u. a. entspannungsinduzierte Angst und Panik sowie einen paradoxen Spannungsanstieg im Sinne eines „parasympathischen Rebound". Die Autoren weisen darauf hin, dass entspannungsinduzierte Angst häufig mit der Angst vor Kontrollverlust zusammenhängt. Es wurde berichtet, dass die Angstsymptome bei einigen Personen durch die Anwendung von Desensibilisierung oder Implosion mit fortschreitender Übung der Entspannungsmethode abnehmen. Weiterhin kann ein Wechsel der Entspannungsmethode von einer aktiven (z. B. PMR) zu einer passiven Methode (z. B. Imagination oder Weitzman-Entspannung), die Fokussierung auf die Atmung, ein Wechsel der Körperposition (z. B. von liegender in eine sitzende Haltung), ein Wechsel der Raumhelligkeit oder eine Verkürzung der Übungseinheiten (z. B. zehn zweiminütige Übungen täglich anstelle von einer 20-minütigen Einheit einmal am Tag) zu einer Zunahme der Angst führen. Auch die Therapiebeziehung sowie die Stimme des*der Therapeut*in können zur Entstehung entspannungsinduzierter Angst beitragen.

Passung von Entspannungsmethode und Person kann Nebenwirkungen verringern

Lazarus und Mayne (1990) schlagen vor, bei der Auswahl bzw. Kombination von Entspannungsmethoden verschiedene Reaktionsdispositionen (z. B. emotionsbetont, imaginativ, kognitiv, sensorisch) und individuell typische Reaktionsabfolgen bei der emotionalen Verarbeitung zu berücksichtigen, um die individuelle Passung zwischen den gewählten Methoden und der Person zu erhöhen. Sie beziehen sich hierbei auf die Beobachtung, dass es bei der emotionalen Verarbeitung zu individuell präferierten und somit teilweise vorhersagbaren Abfolgen verschiedener Reaktionen kommt. So könnte eine Person, die sich als primär imaginativ-sensorisch reagierend beschreibt, von einer Kombination aus Visualisierung und AT profitieren, wohingegen für eine Person, deren präferiertes Reaktionsprofil aktiv-kognitiv ist, vermutlich eher eine Kombination von körperlicher Aktivität gefolgt von kognitiven Techniken zur Beruhigung hilfreich sein sollte.

Weiterhin weisen Lazarus und Mayne (1990) darauf hin, dass eine hohe individuelle Ausprägung kompetitiver und perfektionistischer Tendenzen eine ungünstige Prognose für die erfolgreiche Anwendung von Entspannungsmethoden hat. Grund hierfür ist, dass durch den hohen individuellen Anspruch, die Entspannungsmethode in möglichst kurzer Zeit möglichst perfekt zu erlernen, zusätzlich Spannung erzeugt wird. In diesen Fällen empfehlen die Autoren als mögliche Alternativen, ein 15- bis 30-minütiges Bad zu nehmen oder 10 bis 20 Minuten ein- bis zweimal täglich ruhig sitzend zu verbringen.

Umgang mit unerwünschten körperlichen Nebenwirkungen

Neben unerwünschten psychischen Wirkungen können im Rahmen der Durchführung von Entspannungsmethoden auch körperliche Beschwerden auftreten. Krampen (2012a) nennt bezogen auf AT u. a. muskuläre Verspannungen und empfiehlt, zunächst die entsprechenden Muskelpartien gezielt (moderat) anzuspannen und dann länger die Anspannung loszulassen. Bei Wirbelsäulenerkrankungen können einzelne Körperhaltungen (insbesondere die sogenannte Droschkenkutscherhaltung beim AT) herausfordernd sein. Patient*innen sollten darauf hingewiesen werden, die zur Entspannung eingenommenen Körperhaltungen nur dann einzunehmen, wenn sie ihnen nicht (zu) unangenehm sind.

Häufige unerwünschte Nebenwirkung bei Entspannungsübungen sind laute bzw. als laut empfundene Darmgeräusche. Insbesondere in Gruppen löst dies bei entsprechend disponierten Patient*innen teilweise starke Schamgefühle aus. Deshalb ist es wichtig, diese bei Entspannung physiologisch erwartbaren Reaktionen zu normalisieren und in das Entspannungsmodell zu integrieren.

3.4 Diagnostik

Aus den in Kapitel 2 genannten physiologischen Abläufen ergeben sich plausible physiologische Maße für Anspannung: Dazu zählen beispielsweise die Herzrate, eine Steigerung des diastolischen und systolischen Blutdrucks, eine Verminderung der Herzratenvariabilität sowie eine Erhöhung des Cortisolspiegels. Für den therapeutischen Alltag spielen apparative Erhebungen allerdings derzeit eine eher untergeordnete Rolle – im Einzelfall kann die Bestimmung der Herzrate (durch einfaches Pulsmessen) und/oder die Bestimmung des Blutdrucks aber durchaus hilfreich sein.

Für die Erfassung des Auftretens bzw. der individuellen Belastung durch Stressoren liegen verschiedene standardisierte Erhebungsverfahren vor (siehe auch Heinrichs, Stächele & Domes, 2015).

3.4.1 Makro- bzw. Mikrostressoren

Erfassung von Makrostressoren

Zur Erhebung von Makrostressoren gibt es verschiedene Fragebögen, welche die Häufigkeit von verschiedenen Makrostressoren in vordefinierten Zeiträumen (z. B. in den vergangenen zwölf Monaten, im bisherigen Leben) erfassen. Je nach Instrument wird auch die individuell wahrgenommene Belastung, welche mit dem jeweiligen Makrostressor verbunden ist, abgefragt. Ein Beispiel ist das *Inventar lebensverändernder Ereignisse* (Siegrist & Geyer, 2014). Der Fragebogen erfasst 35 verschiedene kritische Lebensereignisse über einen Befragungszeitraum von 24 Monaten. Zudem werden weitere Dimensionen wie die individuell wahrgenommene Belastung durch das Ereignis, dessen Kontrollierbarkeit sowie die subjektive Wertigkeit des Ereignisses (positive vs. negative Valenz) erhoben. Zu beachten ist hierbei, dass subjektive Urteile einer Vielzahl von Verzerrungen, z. B. durch Persönlichkeitsmerkmale, unterliegen können. Da es sich bei Makrostressoren in der Regel um einschneidende, gut erinnerbare Ereignisse handelt, welche allerdings potenziell traumatisierenden Charakter haben können, ist eine direkte Exploration im diagnostischen Gespräch der Erhebung mittels Fragebogen oftmals vorzuziehen.

Beispielfragen zur Exploration von Makrostressoren (nach Siegrist & Geyer, 2014)

- Haben Sie einen Unfall oder eine größere Verletzung erlitten?
- Ist jemand aus Ihrer Familie gestorben: der*die Partner*in, ein Kind, ein Elternteil oder ein Geschwister?
- Haben Sie Ihre Tätigkeit oder Arbeitsstelle gewechselt?
- Sind Sie größeren finanziellen Belastungen ausgesetzt gewesen (z. B. Verschlechterung des Einkommens, Schuldenbezahlung, Zwang zur Aufnahme eines Nebenberufes, Unterstützung von Angehörigen)?
- Hat sich Ihre Wohnsituation entscheidend verändert (Umzug – freiwillig/erzwungen, Um- oder Anbau, Verkehrsveränderungen oder Baustelle)?
- Sind Sie von einem politischen oder wirtschaftlichen Ereignis persönlich stark betroffen worden (z. B. Wirtschaftskrise, Streik, Umweltkatastrophe, Kriegsausbruch)?
- Sind Sie von einem für Sie wichtigen Menschen tief enttäuscht oder gekränkt worden?

Erfassung von Mikrostressoren

Fragebögen zur Erfassung von Mikrostressoren können der Erhebung von Häufigkeiten in verschiedenen Zeiträumen (z. B. letzte sieben Tage, letzte 24 Stunden) dienen; je nach Fragebogen ermöglichen diese zusätzlich die Erfassung der individuell wahrgenommenen Belastung (z. B. „Weekly Hassle Scale"; Weckesser et al., 2019).

Beispielitems zur Erfassung von Daily Hassles (Weckesser et al., 2019)

Beobachtbare Stressoren:
- Konflikt am Arbeitsplatz, im Studium, in Ausbildung oder Schule
- Schulden oder finanzielle Probleme
- Ärger über den Verkehr oder Parkplatzsuche

Nicht direkt beobachtbare Stressoren:
- Einsamkeit
- eigene Erwartungen und Ansprüche
- Sorgen über die Zukunft

Die Fragebögen finden in der Regel in wissenschaftlichen Studien Anwendung und können in der therapeutischen Praxis dazu dienlich sein, einen Einblick in mögliche Belastungsfaktoren der zu behandelnden Person zu erhalten.

Zur Messung von chronischer Stressorexposition eignet sich das „Trierer Inventar zum chronischen Stress“ (TICS), welches verschiedene Stressoren über den Zeitraum der vergangenen drei Monate auf verschiedenen Subskalen, z.B. Arbeitsüberlastung, soziale Überlastung, Erfolgsdruck oder Überforderung, erfasst (Schulz, Schlotz & Becker, 2004).

3.4.2 Stressreaktion, Stressreaktivität und wahrgenommener Stress

Bei der Erfassung der physiologischen Stressreaktion oder auch der Stressreaktivität stellt die wiederholte Messung biologischer Parameter (z.B. über ein mehrtägiges Speichelkortisol-Tagesprofil) den „Gold-Standard“ dar. Weiterhin sind alltagsnahe Erhebungsverfahren geeignet, wie sie im Rahmen des Ecological Momentary Assessment (EMA) erfolgen. Sowohl eine mehrtägige Erfassung des Cortisol-Tagesprofils als auch eine mehrtägige Erhebung mittels EMA ist vergleichsweise aufwendig und in der psychotherapeutischen Praxis vermutlich schwer realisierbar. Alternativ dazu wurde die Messung der wahrgenommenen Stressreaktivität mittels Fragebogen vorgeschlagen (Schlotz et al., 2011). Hierzu eignet sich beispielsweise die „Stressreaktivitätsskala“ (SRS) (Schulz et al., 2005), welche die Einschätzung der individuellen Reaktion auf Stressoren mit 29 Fragen misst.

Beispielitems der Stressreaktivitätsskala (SRS) (Schulz et al., 2005)

Wenn ich etwas vorhabe, das für mich sehr wichtig ist,
- bleibe ich im Allgemeinen ziemlich ruhig.
- bin ich meist etwas nervös.
- bin ich meist sehr angespannt.

Wenn sich Aufgaben so häufen, dass sie kaum zu schaffen sind,
- lasse ich mich im Allgemeinen nicht aus dem Gleichgewicht bringen.
- werde ich meist etwas unruhig.
- werde ich gewöhnlich ziemlich nervös.

Wenn ich von anderen zu Unrecht kritisiert werde,
- ärgert mich das in der Regel sehr lange.
- ärgert mich das nur kurze Zeit.
- ärgert mich das im Allgemeinen kaum.

Zur Messung des subjektiv wahrgenommenen Stresses eignet sich beispielsweise die „Perceived Stress Scale" (PSS-10) (Cohen, Kamarck & Mermelstein, 1983; deutschsprachig validierte Fassung von Schneider et al., 2020), welche zehn Fragen umfasst.

Stressreaktivität lässt sich auch mittels Fragebogen erfassen

Beispielitems der deutschsprachigen Version der Perceived Stress Scale (PSS-10) (Schneider et al., 2020)

- Wie oft waren Sie im letzten Monat aufgewühlt, weil etwas unerwartet passiert ist?
- Wie oft hatten Sie im letzten Monat das Gefühl, nicht in der Lage zu sein, die wichtigen Dinge in Ihrem Leben kontrollieren zu können?
- Wie oft waren Sie im letzten Monat zuversichtlich, dass Sie fähig sind, Ihre persönlichen Probleme zu bewältigen?

3.4.3 Nichtstandardisierte Verfahren

Neben den vorgestellten standardisierten Fragebogenverfahren gibt es für die psychologische Praxis weitere nützliche Methoden, um die Themen Stressoren und Stressreaktion zu untersuchen. Da Stress der wesentliche Ansatzpunkt für Entspannungsverfahren darstellt, sind diese Methoden im hier vorliegenden Kontext sehr nützlich.

3.4.3.1 Wochenprotokolle

Eine wesentliche Frage ist, wie häufig Patient*innen Anspannungszustände in ihrem alltäglichen Leben erfahren und wie intensiv diese sind. Wochenprotokolle (vgl. Anhang, S. 102–103) können Aufschluss über Tätigkeiten und subjektive Stresseinschätzung über längere Zeiträume bieten. Ähnlich wie bei Stimmungsprotokollen in der Depressionsbehandlung werden hier zum einen die über den Tag ausgeführten Tätigkeiten sowie die subjektive Einschätzung des Stresserlebens (z. B. auf einer Skala von 0 bis 10) dokumentiert.

3.4.3.2 Visuelle Analogskalen

Zur Einschätzung, wie angespannt sich Patient*innen in einzelnen Situationen fühlen, bieten sich visuelle Analogskalen (vgl. Abbildung 5) an, die die subjektive Stresseinschätzung ermöglichen (z. B. auf einer Skala von 0 bis 10) und auch zur Einschätzung vor und nach einer bestimmten Situation genutzt werden können.

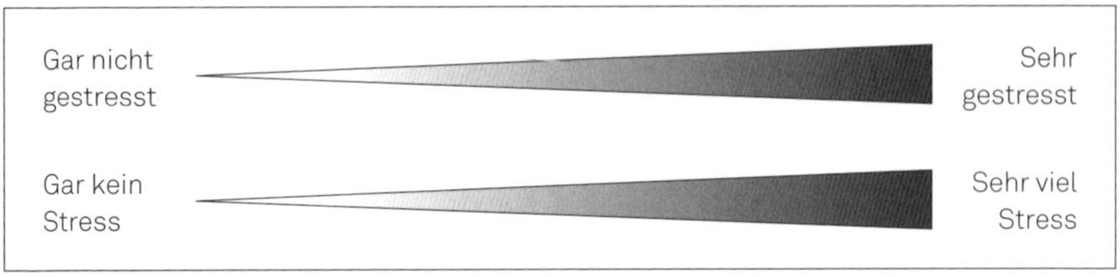

Abbildung 5: Visuelle Analogskala zur Einschätzung von Stress

3.4.3.3 Übungsprotokoll für Entspannungsübungen

Für die Dokumentation von Entspannungsübungen können darüber hinaus Übungsprotokolle (vgl. Anhang, S. 104) eingesetzt werden: In diesen wird neben Datum und Uhrzeit der Durchführung der Übung auch protokolliert, wie ausgeprägt Anspannung bzw. Entspannung vor und nach der Übung waren.

4 Interventionen und Behandlungsverfahren

Wie in Kapitel 1.2 dargelegt, existiert eine kaum überschaubare Zahl von Interventionen, die (neben anderen Effekten) zu Entspannung führen (können). In diesem Kapitel sollen schwerpunktmäßig die PMR und das AT ausführlich vorgestellt werden, da diese am klarsten mit dem Ziel der Vermittlung von (körperlicher) Entspannung assoziiert sind, während andere Ansätze (wie etwa Imagination und Meditation) ein breiteres Einsatz- bzw. Wirkgebiet aufweisen.

Dimensionen der Entspannungsmethoden

Entspannungsmethoden lassen sich anhand verschiedener Dimensionen einordnen (Krampen, 2013): Die Dimension „autoinstruktiv" vs. „heteroinstruktiv" indiziert, ob die Entspannungsinduktion durch eine anleitende Person erfolgt (Beispiele hierfür sind Hypnose und imaginative Verfahren) oder ob die Entspannung selbst induziert wird (wie beim AT und in vielen Formen der Meditation). Weiterhin lassen sich eher aktive Entspannungsmethoden (PMR, Biofeedback) und passive Entspannungsmethoden (Hypnose, AT, Meditation) unterscheiden – und schließlich kann auch differenziert werden, ob der Schwerpunkt der Entspannungsreaktion eher auf die körperliche oder die psychische Ebene gerichtet ist. AT, PMR und Biofeedback zielen am klarsten (ausschließlich) auf die körperliche Ebene, während Hypnose, Meditation und imaginative Verfahren auch auf psychische Effekte abzielen.

4.1 Darstellung der Therapiemethode

Wie bereits dargestellt, gibt es nicht *die* Entspannungsmethode, sondern es handelt sich um eine Reihe unterschiedlicher, aber verwandter Ansätze, die jeweils eine eigenständige Vorgehensweise zum Erlernen der Entspannungsreaktion verfolgen. Die Entscheidung, welche spezifische Vorgehensweise zum Erlernen der Entspannung eingeführt wird, orientiert sich an verschiedenen Kriterien wie den Kenntnissen und Kompetenzen der anleitenden Person, der Verfügbarkeit von Gruppen zum „Outsourcing", der Neigung des*der Patient*in sowie mögliche Widerstände. Wichtig ist in jedem Fall, dass die jeweilige Entspannungsmethode auf der Basis einer klaren Indikationsstellung eingeführt wird.

4.1.1 Allgemeine Aspekte der Durchführung von Entspannungsmethoden

Gruppen- vs. Einzelsetting

Entspannungsmethoden können in verschiedenen Settings eingeübt werden. Dabei eignet sich das Gruppensetting ganz besonders: Gruppen sind – im Vergleich zur Einzelbehandlung – sehr ökonomisch, der Austausch zwischen den Teilnehmer*innen bietet erhebliches Potenzial und das Training kann standardisiert anhand verfügbarer Manuale durchgeführt werden. Das Einüben von Entspannung im Einzelsetting bietet sich insbesondere dann an, wenn keine Gruppen verfügbar sind oder bei der zu behandelnden Person erhebliche Widerstände gegen das Erlernen von Entspannung vorliegen, die im Einzelsetting besser aufgefangen werden können.

„Outsourcen" von Entspannungsmethoden

Im Rahmen von psychotherapeutischen Einzelbehandlungen kann es sich anbieten, das Erlernen einer Entspannungsmethode „outzusourcen": Dies kann im ambulanten Setting beispielsweise im Rahmen von flächendeckend verfügbaren VHS-Kursen erfolgen, in vielen Akut- und Rehakliniken finden standardmäßig indikative Entspannungsgruppen statt. Wichtig ist es in diesem Fall, das Behandlungsrational im Rahmen der Einzeltherapie zu entwickeln und sich in der Therapie konsequent darauf zu beziehen.

Wie bei jeder anderen therapeutischen Intervention muss auch vor Einführung einer Entspannungsmethode eine klare Ableitung der Indikation aus der vorliegenden Problemanalyse erfolgen und die Patient*innen müssen über die Methode, ihre Indikation, Wirkweise und mögliche unerwünschte Wirkungen aufgeklärt werden. Die Einbettung in die Gesamtbehandlung wird in Kapitel 4.3 dargestellt.

4.1.1.1 Praktische Aspekte der Durchführung von Entspannungsübungen

Körperhaltungen. Entspannungsmethoden können in nahezu jeder Körperhaltung geübt werden. Die einzelnen Ansätze unterscheiden sich dabei in den jeweils (zu Beginn und im Verlauf) eingenommenen bzw. empfohlenen Körperhaltungen. Beispielsweise wird im Rahmen des Autogenen Trainings empfohlen, zunächst mit der sogenannten Droschkenkutscherhaltung zu beginnen und erst nach einiger Zeit Übungen im Liegen durchzuführen. Im Gegensatz dazu wird im Rahmen der Achtsamkeitsbasierten Stressreduktion (MBSR) mit „Body Scan"-Übungen im Liegen begonnen, Übungen im Sitzen erfolgen zu einem späteren Zeitpunkt. Bei angewandten Entspannungsübungen können die Generalisierungsübungen auch unter Alltagsbedingungen (z.B. im Gehen, im Kaufhaus) erfolgen.

Die PMR und das AT werden meist zunächst im Sitzen eingeübt. Die empfohlene Körperhaltung entspricht dabei der im nächsten Absatz beschriebenen Droschkenkutscherhaltung. Im Rahmen der Achtsamkeitsbasierten Stressreduktion des MBSR wird demgegenüber empfohlen, aufrecht aber entspannt zu sitzen. Unabhängig von der spezifischen Art zu sitzen, ist, dass die Übung in Bewegungslosigkeit (außer An- und Entspannen bei PMR) ausgeführt wird und Impulse zu einer Veränderung der Position registriert werden. **Sitzen**

Für die Körperhaltung zur Durchführung der PMR beschreibt Krampen (2012b, S. 17–20, vgl. auch Abbildung 6) zunächst die sogenannte Droschkenkutscherhaltung. Dabei werden im Sitzen die Füße komplett auf den Boden gestellt, die Beine sind geöffnet und Unter- und Oberschenkel bilden einen rechten Winkel. Der Oberkörper ist gerade, die Arme hängen seitlich herunter und pendeln leicht. Dann knickt der Oberkörper leicht nach vorne, die Körperhaltung ist zusammengesunken und die Augen werden geschlossen oder es wird ein Punkt fixiert. Daran anschließend wird mit geschlossenen Augen der Oberkörper so lange hin und her bewegt, bis der Eindruck entsteht, den Ruhepunkt gefunden zu haben. Schließlich werden die Unterarme auf die Oberschenkel gelegt, wobei die Hände leicht geöffnet sind. **Droschkenkutscherhaltung**

Entspannungsübungen können sehr gut im Liegen durchgeführt werden. Dabei liegen die Patient*innen auf dem Rücken, der Kopf liegt gegebenenfalls auf einem flachen Kissen, die Arme liegen mit leichtem Abstand zum Rumpf an der Seite. Die Beine sind leicht gespreizt, die Füße zeigen jeweils leicht nach außen. Die liegende Körperhaltung hat hinsichtlich der Erreichung eines Entspannungszustands Vorteile und Nachteile verglichen mit der sitzenden Hal- **Liegen**

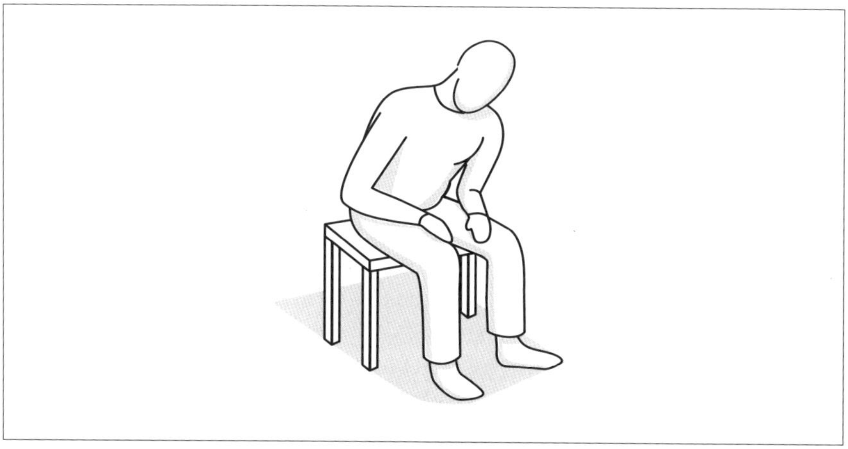

Abbildung 6: Droschkenkutscherhaltung (Krampen, 2012b, S. 20)

tung: Im Liegen lässt sich häufig sehr schnell Entspannung erfahren, allerdings entspannen die Patient*innen häufig so stark, dass sie einschlafen.

Gehen In „klassischen" Entspannungsverfahren wie PMR und AT spielt Gehen als Entspannungsmethode keine Rolle (Ausnahme: „Angewandte Entspannung" nach Öst). Demgegenüber sind Gehübungen integraler Bestandteil vieler Achtsamkeits- und Meditationsansätze. Im Sinne des „achtsamen Gehens" können Geh-Übungen aber sehr gut in Entspannungsverfahren integriert werden. Dazu wählen die Patient*innen zunächst eine Strecke von ca. 10 Schritten, die sie gehen. Am Ende drehen sie um und gehen wieder zurück. Während des Gehens wird die Aufmerksamkeit kontinuierlich auf die Empfindungen gerichtet, die mit dem Gehen assoziiert sind. Dazu gehören neben Empfindungen an den Füßen und Beinen auch Empfindungen am Rumpf und an den Armen.

Kleidung. Um Entspannung erfolgreich einüben zu können, eignet sich bequeme Kleidung, die nicht einengend wirkt. Insbesondere Gürtel und enge Kleidung können bei den Entspannungsübungen zu unangenehmen Empfindungen führen. Accessoires wie Geldbörsen sollten in jedem Fall ebenfalls abgelegt werden, ebenso Brillen und gegebenenfalls Hörgeräte (Krampen, 2012a).

Umgang mit (unerwünschten) Begleiterscheinungen physiologischer Entspannung. Im Laufe von Entspannungsübungen kommt es regelmäßig zu physiologischen Erscheinungen, die Menschen als unangenehm bzw. peinlich bewerten können. Hierzu gehören zum Beispiel Magen- und Darmgeräusche („Magenknurren"). Es ist wichtig, diese Phänomene in Gruppen als erwartbare (und damit positive, nicht negativ zu bewertende) Begleiterscheinungen von Entspannung darzustellen.

4.1.1.2 Beenden der Entspannungsübung (Rücknahme)

Da Entspannungszustände bei entsprechender Entspannungskompetenz (zunehmend) als angenehm empfunden werden, stellt sich die Frage, weshalb diese (formal) beendet werden sollten. Der Grund liegt auf der Hand: Während angenehme Aspekte der Entspannung durchaus mit in den Alltag übernommen werden sollten (und dies häufig auch in Instruktionen eingebettet wird, etwa „bewahren Sie sich die Ruhe und Entspannung, wenn Sie jetzt wieder Ihren Alltagstätigkeiten nachgehen"), ist ein zu hohes Maß an Entspannung (und parasympathischer im Gegensatz zu sympathischer Aktivierung) schwer mit manchen Anforderungen des Alltags kompatibel: So ist es sicherlich wünschenswert, entspannt Auto zu fahren oder Maschinen zu bedienen – aber eben nur bis zu einem gewissen Punkt.

Zäsur nach der Entspannungsübung setzen Die meisten Entspannungsverfahren setzen deshalb eine klare Zäsur nach der Übung – es bieten sich z. B. Merksätze an, wie sie im AT üblich sind (Krampen, 2012a, S. 22): „Fäuste ballen! Arme strecken!“, „Tief atmen“ und schließlich „Augen auf“.

Bei der PMR folgt im Anschluss an die An- und Entspannung der einzelnen Muskelgruppen eine abschließende Phase, bei der die Person noch einige Minuten in der entspannten Körperhaltung verbleibt. Dies kann mit einem bereits geübten Entspannungssignal/Ruhebild oder der Selbstsuggestion von Entspannung, Ruhe und Wohlbefinden oder auch Leistungsbereitschaft verknüpft werden (Krampen, 2013). Instruktionen zum Abschluss der PMR finden sich in Kapitel 4.1.2.2.

4.1.1.3 Entspannung in den Alltag integrieren

Es liegt im Wesen des Erlernens von Entspannungsmethoden, dass diese regelmäßig geübt werden müssen, um ihre Wirkung zu entfalten. Üblicherweise werden deshalb die im Kurs bzw. in der Therapie eingeführten und erlernten Techniken in Eigenregie zu Hause fortgeführt. Dazu bieten sich zunächst Audiodateien auf CDs oder der Download von mp3-Dateien an, die für die Übungen angehört werden sollen. In jedem Fall sollte zunächst die Durchführung der häuslichen Entspannungsübungen protokolliert werden.

Alltagstauglichkeit von Entspannungsmethoden

Das letztendliche Ziel jeder Entspannungsmethode ist die Alltagstauglichkeit: Deshalb wird empfohlen, nach der regelmäßigen Übung der Standardversion der jeweiligen Methode insbesondere auch in herausfordernden (mit Anspannung verbundenen) Situationen zu üben. Diese können z. B. folgende Situationen sein (Krampen, 2012a, S. 38): anstrengende Lern- und Arbeitsphasen, vor Prüfungen und allgemein in Stresssituationen, bei Ein- und Durchschlafstörungen. Die Anwendung im Alltag kann dabei zunehmend auch in anderen als den ursprünglich zu Übungszwecken eingenommenen Körperhaltungen erfolgen. Zu beachten ist dabei allerdings, dass Entspannung mit einer Verminderung des Muskeltonus einhergeht, sodass eine Entspannung im Stehen in der Regel angelehnt erfolgen sollte.

Entspannungsmethoden in Alltag und Psychotherapie

Anspannung und Stresserleben sind so weit verbreitete Phänomene, dass die (praktische) Kenntnis von Entspannungsmethoden für weite Teile der Allgemeinbevölkerung sinnvoll erscheint. Das Robert Koch-Institut beispielsweise geht in der Gesundheitsberichterstattung des Bundes davon aus, dass mindestens 14 % der Frauen und 8 % der Männer zwischen 18 und 64 Jahren in Deutschland unter chronischem Stress leiden und betont, dass dies einen Risikofaktor für das Entstehen von psychischen Störungen darstellt (Robert Koch-Institut, 2016). Entspannung stellt deshalb ein zentrales Ziel gesundheitsförderlicher Maßnahmen dar, die in unterschiedlichen Kontexten (z. B. im Setting Arbeitsstelle) angeboten werden. Auch in vielen stationären Kontexten (psychosomatische Kliniken, Rehabilitationskliniken, etc.) werden Entspannungsmethoden standardmäßig als Gruppeninterventionen angeboten.

Entspannungsmethoden

- Progressive Muskelentspannung nach Jacobson (PMR)
- Autogenes Training nach Schultz (AT)
- Meditation/Achtsamkeitsbasierte Stressreduktion (Mindfulness-Based Stress Reduction, MBSR)
- Hypnose
- Imagination
- Biofeedback
- Weitere Entspannungsmethoden
- Weitere Ansätze, die u.a. Entspannung induzieren können (Yoga, Qigong, Tai-Chi, etc.)

Wir werden uns im vorliegenden Band auf die beiden zu Anfang dieses Kapitels genannten Entspannungsmethoden im engeren Sinne konzentrieren und sie intensiv vorstellen: Progressive Muskelentspannung und Autogenes Training. Weitere Entspannungsmethoden bzw. Methoden, die unter anderem Entspannung induzieren können (Hypnose, Meditation, Imagination, Biofeedback) werden kurz unter Nennung von Beispielen für entspannende Elemente aufgeführt, aber nicht vertieft. Schließlich werden noch eine Reihe weiterer Ansätze, die zur Entspannung außerhalb des klinischen Kontexts weit verbreitet sind, (Yoga, Tai-Chi, Qigong, kontemplative Ansätze) kurz vorgestellt. Eine in der Praxis häufig zu beobachtende Komplikation, die sich aus dieser breiten Rezeption von Entspannungsmethoden ergibt, besteht in der Haltung von Patient*innen, die häufig zu Beginn einer Psychotherapie argumentieren „Das habe ich schon gemacht, hat nix gebracht". Deshalb sind häufig eine gründliche Psychoedukation und der Hinweis notwendig, dass Entspannungsmethoden nur durch regelmäßiges und längerfristiges Üben ihre Wirkung entfalten können. Die anamnestische Frage sollte demnach nicht lediglich „Haben Sie schon einmal Erfahrungen mit Entspannungsmethoden gemacht" lauten, sondern es sollte konkret dazu aufgefordert werden, die individuellen Erfahrungen genau zu beschreiben (z.B. in Bezug auf die Art des Verfahrens, Dauer der Übung, Regelmäßigkeit und Intensität der Durchführung). Sehr häufig ergibt sich daraus, dass entweder die Intensität der Übungen zu gering war oder ausschließlich in der Gruppe (aber nicht im Alltag) geübt wurde.

4.1.2 Progressive Muskelentspannung

Die Progressive Muskelrelaxation (PMR) oder auch Progressive Muskelentspannung (PME) wurde in den 1920er Jahren von Edmund Jacobson (1888–1983) entwickelt. Jacobson beschäftigte sich bereits während seines Studiums mit physiologischen Untersuchungen zum Muskeltonus. Während seiner beruflichen Laufbahn arbeitete er weiter in der Grundlagenforschung, war Mitbegründer der Methode des Biofeedbacks und veröffentlichte nach knapp 20-jähriger physiologischer Grundlagenforschung die erste Fachpublikation zur PMR (Jacobson, 1929).

Die PMR ist eine körperorientierte systematische Entspannungsmethode. In der ursprünglich von Jacobson entwickelten Form sind keine autosuggestiven, also auf Selbstbeeinflussung zielenden Elemente vorhanden. Die Entspannungsreaktion erfolgt zunächst primär körperlich; nach einer gewissen Trainingsphase stellt sich zunehmend eine psychische Entspannungsreaktion ein.

Progressive Muskelentspannung als körperorientierte Entspannungsmethode

4.1.2.1 Setting

Die PMR kann im Sitzen und im Liegen durchgeführt werden. Zu Beginn wird eine sitzende Trainingshaltung (Droschkenkutscherhaltung, vgl. Abbildung 6 auf S. 37) empfohlen. Insbesondere bei Personen ohne Vorerfahrungen erfolgt die Einübung der Technik der PMR unter Anleitung. Diese kann einzeln oder auch in Gruppen durchgeführt werden.

4.1.2.2 Durchführung

Bei der Durchführung von PMR zu beachtende Aspekte

Inhalt der PMR ist es, einzelne Muskelgruppen in festgelegter Reihenfolge für einen kurzen Zeitraum leicht, aber spürbar, anzuspannen. Bei allen Phasen der PMR, während der erstmaligen Einübung sowie auch nachfolgender Trainingseinheiten, muss die Anspannung der Muskelgruppe (leicht, aber fühlbar) kürzer sein (Dauer: ca. drei bis sechs Sekunden) als die unmittelbar danach folgende Entspannung (Dauer: ca. 15 bis 30 Sekunden), da der Fokus auf der Wahrnehmung der Entspannung liegt. In der Anspannung soll sich die übende Person bewusst auf die dabei auftretenden Empfindungen konzentrieren und anschließend die angespannte Muskelgruppe lange und intensiv entspannen. Ziel ist es, dass durch die Konzentration auf den Kontrast zwischen Anspannung und Entspannung der entspannte Körper besser wahrgenommen werden kann. Wichtig ist, dass die PMR über eine längere Trainingsphase hinweg geübt werden muss, um die Entspannungswirkung aufzubauen und zu automatisieren. Von Bedeutung ist zudem, dass die regelmäßige Durchführung auch nach dem Erwerb der Technik nicht vernachlässigt wird, da ein längeres Aussetzen des Trainings zumeist zu einer Verminderung des Entspannungseffektes führt und erst nach erneuter, vermehrter Übung wieder erreichbar ist.

Weiterhin kann es sein, dass sich beim Erlernen der Übung zunächst vergleichsweise schnelle Effekte einstellen, die sich dann, bei fortschreitender Übung, subjektiv abschwächen, was zu einer Enttäuschung seitens der Übenden führen kann. Krampen (2013) weist darauf hin, dass an dieser Stelle durch den*die Therapeut*in betont werden sollte, dass der Entspannungseffekt nicht mit Druck oder Zwang herbeigeführt werden können und die angenehme Wirkung mit der Zeit auftritt.

Bezüglich der Anspannungsdauer bzw. -stärke ist zu bemerken, dass manche Übende die Muskulatur zu lange oder zu stark anspannen, was zu Verkrampfungen, Schmerzen oder Intensivierung bereits bestehender Schmerzen führen kann. Hier gilt die Empfehlung, dass die Dauer der Anspannung nur wenige Sekunden erfolgen und die Stärke der Anspannung deutlich unter dem maximalen Bereich liegen sollte (Ohm, 2004).

Hinsichtlich der Anzahl der gleichzeitig involvierten Muskelgruppen wird zu Beginn mit einer längeren Version der PMR gearbeitet, bei der, je nach Instruktion, elf bis 16 verschiedene Muskelgruppen angesprochen werden. Im Folgenden werden immer mehr Muskelgruppen, z.B. zu fünf Muskelbereichen, zusammengefasst, sodass sich mit Voranschreiten der Übungsroutine auch die dafür benötigte Zeit verkürzt und idealerweise in eine mentale Kurzform der PMR übergeht. Nachfolgend werden zwei verschiedene Trainingsformen mit 16 und fünf Muskelgruppen mit den entsprechenden Instruktionen vorgestellt (eine ausführliche Erläuterung findet sich bei Krampen, 2013). Das Kapitel schließt mit den Instruktionen zum Abschluss der PMR.

Die PMR wird mit einer entspannungsinduzierenden Instruktion eingeleitet.

Instruktion für die Einleitung einer PMR im Liegen (aus Hofmann, 2020, S. 37 f.)

Legen Sie sich bequem auf Ihre Unterlage, korrigieren Sie Ihre Lage so, dass Sie bequem und druckfrei liegen und nichts an Ihrer Lage Sie noch stört. Legen Sie die Arme leicht angewinkelt hin, die Hände locker aufgelegt, die Finger liegen locker und leicht gekrümmt auf der Unterlage. Strecken Sie die Beine bequem aus, die Füße können von alleine etwas nach außen fallen, Sie können sich dabei entspannen. Schließen Sie die Augen und versuchen Sie, an nicht Bestimmtes zu denken, denken Sie an nichts Bestimmtes. Es gibt im Moment nichts zu tun, Sie können es sich erlauben, sich völlig auf das Gefühl der Entspannung zu konzentrieren. Konzentrieren Sie sich auf jeden Muskel Ihres Körpers, versuchen Sie, jeden Muskel zu spüren und ihn schon so gut wie möglich zu entspannen.

Atmen Sie dabei ruhig und tief, beim Einatmen wölbt sich die Bauchdecke nach außen (...), beim Ausatmen fällt sie nach innen ein (...). Das Gesicht kann ganz entspannt werden (...). Die Zähne nicht aufeinanderbeißen (...).

Nach dieser entspannungsinduzierenden Einführung beginnen die Instruktionen zur PMR.

Trainingsform mit 16 Muskelgruppen

PMR mit 16 Muskelgruppen

Diese Trainingsform findet vor allem beim erstmaligen Erlernen der PMR oder bei Personen mit geringer körperbezogener Selbstwahrnehmung Verwendung. Die Dauer der gesamten Übung beträgt, zusammen mit einer ca. dreiminütigen Einleitung, ca. 20 Minuten und bei Intensivierung (z. B. zweimalige Anspannung derselben Muskelgruppen oder längere Entspannungszeiträume) bis zu 30 Minuten.

Zu Beginn werden pro Sitzung zwei bis drei Muskelgruppen in der entsprechenden Reihenfolge trainiert und die Durchführung zu Beginn von der anleitenden Person demonstriert. Im weiteren Verlauf kommen mit jedem Termin weitere Muskelgruppen hinzu, sodass nach wenigen Sitzungen alle 16 Muskelgruppen einbezogen werden.

Zwischen den einzelnen Sitzungen werden die Teilnehmenden angewiesen, die PMR-Übungen zu Hause alleine durchzuführen. Möglicherweise auftretende Hindernisse und deren Überwindung werden in der darauffolgenden Sitzung thematisiert.

Instruktionen für die 16er Trainingsform der Progressiven Relaxation (aus Krampen, 2013, S. 101–104)

1. Dominante Hand und dominanter Unterarm

Anspannung: Ballen Sie die dominante Hand leicht zu einer Faust (etwa 3 bis 6 Sekunden) und achten Sie voll und ganz auf das Spannungsgefühl in den Muskeln der Hand und des Unterarms.

Entspannung: Lassen Sie vollständig los (etwa 15 bis 20 Sekunden) und beobachten Sie Ihre Empfindungen im entspannten Unterarm und in der Hand (eventuell auch ein leichtes Kribbeln, Wärmegefühl, Schweregefühl, angenehme Lockerung o. Ä.).

Wiederholung: Wiederholen Sie diese Übung einmal.

2. Dominanter Oberarm (Trizeps)

Anspannung: Heben Sie den dominanten Arm etwas an und drücken Sie dann den Ellbogen auf die Armlehne des Stuhls (etwa 3 bis 6 Sekunden) und achten Sie auf das Spannungsgefühl in den Muskeln Ihres Oberarms, ohne dass die Muskeln des Unterarms und der Hand einbezogen sind. Hat Ihre Sitzgelegenheit keine Armlehnen, drücken Sie bitte den Ellbogen des dominanten Arms gegen Ihren Hüftknochen, im Liegen drücken Sie den Ellbogen auf die Unterlage (Matte, Matratze o. Ä.).

Entspannung: Lassen Sie vollständig los (etwa 15 bis 20 Sekunden), bringen Sie Ihren dominanten Arm wieder in die Ausgangslage und beobachten Sie Ihre Empfindungen im entspannten Oberarm.

Wiederholung: Wiederholen Sie diese Übung einmal.

3. Nicht dominante Hand und nicht dominanter Unterarm

Anspannung: Ballen Sie die nicht dominante Hand leicht zu einer Faust (etwa 3 bis 6 Sekunden) und achten Sie auf das Spannungsgefühl in den Muskeln der Hand und des Unterarms.

Entspannung: Lassen Sie vollständig los (etwa 15 bis 20 Sekunden) und beobachten Sie Ihre Empfindungen im entspannten Unterarm und in der Hand (eventuell auch ein leichtes Kribbeln, Wärmegefühl, Schweregefühl, angenehme Lockerung o.Ä.).

Wiederholung: Wiederholen Sie diese Übung einmal.

4. Nicht dominanter Oberarm (Trizeps)

Anspannung: Heben Sie den nicht dominanten Arm etwas an und drücken Sie dann den Ellbogen auf die Armlehne des Stuhls (etwa 3 bis 6 Sekunden) und achten Sie auf das Spannungsgefühl in den Muskeln Ihres Oberarms, ohne dass die Muskeln des Unterarms und der Hand einbezogen sind. Hat Ihre Sitzgelegenheit keine Armlehnen, drücken Sie bitte den Ellbogen des dominanten Arms gegen Ihren Hüftknochen, im Liegen drücken Sie den Ellbogen auf die Unterlage (Matte, Matratze o.Ä.).

Entspannung: Lassen Sie vollständig los (etwa 15 bis 20 Sekunden), bringen Sie Ihren nicht dominanten Arm wieder in die Ruheposition und beobachten Sie Ihre Empfindungen im entspannten Oberarm.

Wiederholung: Wiederholen Sie diese Übung einmal.

5. Stirn

Anspannung: Runzeln Sie Ihre Stirn, indem Sie die Augenbrauen leicht nach oben ziehen (etwa 3 bis 6 Sekunden), und achten Sie auf das Spannungsgefühl in den Muskeln Ihrer Stirn, also dem oberen Gesichtsdrittel, ohne dass die Muskeln der Nase sowie des Mund- und Kieferbereichs einbezogen sind.

Entspannung: Lassen Sie vollständig los (etwa 15 bis 20 Sekunden), glätten Sie Ihre Stirn wieder, indem Sie die Augenbrauen entspannen. Beobachten Sie Ihre Empfindungen an der Stirn.

Wiederholung: Wiederholen Sie diese Übung einmal.

6. Augen und Nase (obere Wangenpartie)

Anspannung: Kneifen Sie Ihre Augen leicht zu und rümpfen Sie gleichzeitig etwas Ihre Nase (etwa 3 bis 6 Sekunden) und achten Sie auf das Spannungsgefühl in den Muskeln des mittleren Gesichtsbereichs, ohne dass die Muskeln der Stirn sowie des Mund- und Kieferbereichs einbezogen sind.

Entspannung: Lassen Sie vollständig los (etwa 15 bis 20 Sekunden), die Augen sind nur leicht geschlossen und die Nase ist nicht mehr gerümpft. Beobachten Sie Ihre Empfindungen in den Bereichen von Augen und Nase.

Wiederholung: Wiederholen Sie diese Übung einmal.

7. Untere Wangenpartie und Kiefer

Anspannung: Beißen Sie Ihre Zähne leicht zusammen und ziehen Sie gleichzeitig die Mundwinkel etwas zurück (etwa 3 bis 6 Sekunden) und achten Sie auf das Spannungsgefühl in den Muskeln des unteren Gesichtsdrittels, ohne dass die Muskeln bei Nase, Augen und Stirn einbezogen sind.

Entspannung: Lassen Sie vollständig los (etwa 15 bis 20 Sekunden), der Mund ist leicht geöffnet (oder geschlossen), die Kiefermuskulatur ist entspannt. Beobachten Sie Ihre Empfindungen im Mund- und Kieferbereich.

Wiederholung: Wiederholen Sie diese Übung einmal.

8. Nacken und Hals

Anspannung: Spannen Sie Ihre Nackenmuskeln leicht an, indem Sie das Kinn nach unten Richtung Brust ziehen (etwa 3 bis 6 Sekunden), aber ohne, dass das Kinn die Brust berührt. Alternativ können Sie auch den Kopf nach hinten drücken und so Ihren Nacken für etwa 3 bis 6 Sekunden leicht anspannen. Achten Sie in jedem Fall auf das Spannungsgefühl im Nacken- und Halsbereich.

Entspannung: Lassen Sie vollständig los (etwa 15 bis 20 Sekunden), der Kopf geht wieder in die Ausgangsruheposition. Beobachten Sie Ihre Empfindungen im Bereich von Nacken und Hals.

Wiederholung: Wiederholen Sie diese Übung einmal.

9. Brust, Schultern und obere Rückenpartie

Anspannung: Spannen Sie Ihre Schultermuskeln leicht an, indem Sie die Schulterblätter zueinander drücken und dabei ein leichtes Hohlkreuz machen (für etwa 3 bis 6 Sekunden). Alternativ können Sie auch die Schultern etwas hoch (in Richtung der Ohren) ziehen. Achten Sie in jedem Fall auf das Spannungsgefühl in den Schultern und der Brust.

Entspannung: Lassen Sie vollständig los (etwa 15 bis 20 Sekunden), die Schultern gehen wieder in die Ausgangsruheposition. Beobachten Sie Ihre Empfindungen im Bereich der Schultern und Brust.

Wiederholung: Wiederholen Sie diese Übung einmal.

10. Bauch

Anspannung: Machen Sie Ihre Bauchdecke hart, indem Sie den Bauch für 3 bis 6 Sekunden leicht einziehen oder leicht herausdrücken. Achten Sie auf das Spannungsgefühl in Ihrer Bauchmuskulatur.

Entspannung: Lassen Sie vollständig los (etwa 15 bis 20 Sekunden), die Bauchdecke wird wieder weich und locker. Beobachten Sie Ihre Empfindungen im Bauchbereich.

Wiederholung: Wiederholen Sie diese Übung einmal.

11. Dominanter Oberschenkel und Gesäß

Anspannung: Spannen Sie den dominanten Oberschenkel für 3 bis 6 Sekunden leicht an, indem Sie die Muskelspannung vom Knie bis zum Gesäß etwas verstärken. Achten Sie auf das Spannungsgefühl in diesem Bereich. Der Unterschenkel bleibt dabei entspannt.

Entspannung: Lassen Sie vollständig los (etwa 15 bis 20 Sekunden), lösen Sie die Spannung im dominanten Oberschenkel vollkommen. Beobachten Sie, wie weich und locker der Oberschenkel ist.

Wiederholung: Wiederholen Sie diese Übung einmal.

12. Dominanter Unterschenkel

Anspannung: Ziehen Sie die Zehen Ihres dominanten Fußes herauf (in Richtung Kopf), und spannen Sie so Ihren dominanten Unterschenkel für etwa 3 bis 6 Sekunden leicht an. Achten Sie auf die Anspannung im dominanten Unterschenkel.

Entspannung: Lassen Sie die Zehen vollständig los (etwa 15 bis 20 Sekunden), der dominante Unterschenkel entspannt sich voll und ganz. Beobachten Sie Ihre Empfindungen in diesem Bereich.

Wiederholung: Wiederholen Sie diese Übung einmal.

13. Dominanter Fuß

Anspannung: Drücken Sie die Zehen Ihres dominanten Fußes nach unten (in Richtung Boden), und strecken Sie den Fuß für etwa 3 bis 6 Sekunden, sodass ein leichter Hohlfuß entsteht. Achten Sie auf die Anspannung in Ihrem dominanten Fuß.

Entspannung: Lassen Sie die Zehen vollständig los (etwa 15 bis 20 Sekunden), Ihr dominanter Fuß entspannt sich vollständig. Beobachten Sie Ihre Empfindungen in diesem Bereich.

Wiederholung: Wiederholen Sie diese Übung einmal.

14. Nicht dominanter Oberschenkel und Gesäß

Anspannung: Spannen Sie den nicht dominanten Oberschenkel für 3 bis 6 Sekunden leicht an, indem Sie die Muskelspannung vom Knie bis zum Gesäß etwas verstärken. Achten Sie auf das Spannungsgefühl in diesem Bereich. Der Unterschenkel bleibt dabei entspannt.

Entspannung: Lassen Sie vollständig los (etwa 15 bis 20 Sekunden), lösen Sie die Spannung im nicht dominanten Oberschenkel vollständig. Beobachten Sie, wie weich und locker der Oberschenkel ist.

Wiederholung: Wiederholen Sie diese Übung einmal.

15. Nicht dominanter Unterschenkel

Anspannung: Ziehen Sie die Zehen Ihres nicht dominanten Fußes herauf (in Richtung Kopf), und spannen Sie so Ihren nicht dominanten Unterschenkel für etwa 3 bis 6 Sekunden leicht an. Achten Sie auf die Anspannung im nicht dominanten Unterschenkel.

Entspannung: Lassen Sie die Zehen vollständig los (etwa 15 bis 20 Sekunden), der nicht dominante Unterschenkel entspannt sich voll und ganz. Beobachten Sie Ihre Empfindungen in diesem Bereich.

Wiederholung: Wiederholen Sie diese Übung einmal.

16. Nicht dominanter Fuß

Anspannung: Drücken Sie die Zehen Ihres nicht dominanten Fußes nach unten (in Richtung Boden), und strecken Sie den Fuß für etwa 3 bis 6 Sekunden, sodass ein leichter Hohlfuß entsteht. Achten Sie auf die Anspannung in Ihrem nicht dominanten Fuß.

Entspannung: Lassen Sie die Zehen vollständig los (etwa 15 bis 20 Sekunden), Ihr nicht dominanter Fuß entspannt sich vollständig. Beobachten Sie Ihre Empfindungen in diesem Bereich.

Wiederholung: Wiederholen Sie diese Übung einmal.

Trainingsform mit fünf Muskelgruppen

PMR mit fünf Muskelgruppen

Diese Trainingsform baut auf die Trainingsformen mit 16 bzw. 11 Muskelgruppen auf. Voraussetzung für die erfolgreiche Durchführung dieser Kurzform ist also, dass die umfangreicheren Trainingsformen ausreichend lange gelernt wurden. Eine Instruktion für eine Kurzform der Progressiven Relaxation findet sich beispielsweise in Krampen (2013, S. 110f.).

Mentale Fortführung der PMR

Im Anschluss an die erfolgreich erlernte Kurzform der PMR mit fünf Muskelgruppen ist es möglich, eine mentale Kurzform der PMR zu vermitteln. Diese mentale Kurzform folgt dem „ideomotorischen Grundgesetz", welches besagt, dass allein die Vorstellung eines Bewegungsablaufs zu einer objektiv messbaren Mikro-Aktivierung (Innervation) derjenigen Muskeln führt, die an dem vorgestellten Bewegungsablauf beteiligt wären. Die Bewegung wird somit in minimaler, von außen nicht sichtbarer Weise ausgeführt (eine Instruktion findet sich bei Krampen, 2013, S. 114).

Abschluss der PMR

Die PMR wird durch eine reaktivierende Rücknahme abgeschlossen (siehe nachfolgendes Beispiel aus Hofmann, 2020). Falls die PMR vor dem Einschlafen durchgeführt wird, ist keine reaktivierende Rücknahme erforderlich.

Beispiel: Instruktion für Abschluss einer PMR mit Entspannungssignal (Hofmann, 2020, S. 66 f.)

... nun konzentrieren wir uns weiter auf die Atemzüge, s(S)ie können dabei immer ruhiger werden. Konzentrieren Sie sich einige Atemzüge nur auf das Ausatmen. Geben Sie sich dabei bei jedem tiefen Ausatmen Ihr Entspannungssignal *[Pause]*.

Lassen Sie die Bauchdecke sich beim Einatmen nach außen wölben *[Pause]* und beim Ausatmen nach innen einfallen *[Pause]*.

Mit jedem Ausatmen kann die Entspannung noch etwas tiefer werden *[Pause]*.

Geben Sie sich bei jedem Ausatmen Ihr Entspannungssignal *[Pause]*.

Stirn, Augen und Kiefer können sich entspannen, bis s(S)ie ganz entspannt sind.

Konzentrieren Sie sich weiter auf das Ausatmen und geben Sie sich bei jedem tiefen Ausatmen Ihr Entspannungssignal *[Pause]*.

Manchen Menschen kann dieses Gefühl der Entspannung wie eine Garantie sein, die i(I)hnen sagt: „s(S)ie sind entspannt und gelassen, s(S)ie fühlen sich wohl und tanken in diesem Zustand der Entspannung neue Energie auf."

Sie können sich jetzt darauf einstellen, die Übung zu beenden. Wir werden dabei in vier Schritten vorgehen:

- Bewegen Sie im ersten Schritt jetzt die Hände *[Pause]*.
- Bewegen Sie jetzt im zweiten Schritt Hände und Arme *[Pause]*.
- Bewegen Sie jetzt im dritten Schritt den ganzen Körper *[Pause]*.
- Und jetzt öffnen Sie im vierten Schritt die Augen *[Pause]*.

4.1.3 Autogenes Training nach Schultz

Autogenes Training als „Selbsthypnose" zur Entspannung

Das Autogene Training (AT) wurde von Johannes H. Schultz (1884–1970) in den 1920er Jahren entwickelt. Schultz war als Nervenarzt in Berlin tätig und beobachtete, dass hypnotisierte Proband*innen nach mehreren Hypnosesitzungen in der Lage waren, selbst einen hypnotischen Zustand herbeizuführen (deshalb bezeichnet Kossack [2020] AT als „Selbsthypnose" oder „Autohypnose"). Dieser Zustand war durch eine Reihe von körperlichen Empfindungen wie Ruhe, Entspannung, Wärme und Schwere in den Gliedmaßen charakterisiert. Schultz beobachtete ebenfalls, dass psychische Symptome wie Erschöpfung und Anspannung sich ebenso verbesserten wie körperliche Symptome (z.B. Kopfschmerzen). Der Begriff „Autogenes Training" wurde dementsprechend gewählt, weil die entsprechenden Effekte durch die Probanden selbst initiiert werden (Schultz, 1932).

Die bis heute gebräuchliche Form des AT (von Schultz als „Grundstufe" bezeichnet) besteht aus einer Folge von Autosuggestionen, die sich die Übenden selbst vorsagen. Beginnend mit der Induktion von „Schwere" und „Wärme" (durch autosuggestive Formeln wie „Mein rechter Arm ist ganz schwer" oder „Mein rechter Arm ist warm") folgt die Konzentration auf den Atem („Die Atmung ist ruhig"), das Herz („Das Herz schlägt ruhig und regelmäßig") und die Körpermitte („Das Sonnengeflecht ist strömend warm"). Abschließend erfolgt die Autosuggestion einer „angenehm kühlen" Stirn (Krampen, 2012a). Krampen (2012a) stellt vor diese Autosuggestionen noch den Satz „Ich bin ganz ruhig" (die „Ruhetönung").

Neben den Standardformeln des AT („Grundübungen" und „Organübungen") wurden von Schultz noch weitere Vorgehensweisen beschrieben: die auch als „Oberstufe" bezeichnete „Autogene Meditation" und die „Autogene Modifikation". Auch diese wurden in vielfältiger Weise weiterentwickelt (vgl. hierzu auch Krampen, 2012a). Im Kontext des vorliegenden Buches wird ausschließlich die „Grundstufe" des AT vorgestellt, da diese im therapeutischen Alltag dominiert. Interessierte Leser*innen seien im Hinblick auf Weiter- und Neuentwicklungen auf die Originalpublikation von Schultz (1932) sowie die ausführlichen Darstellungen von Krampen (2012a, 2013) verwiesen.

4.1.3.1 Setting

Das AT wird klassisch in Gruppen und unter Anleitung gelehrt. Die Übungen werden zunächst gemeinsam in kleinen Gruppen durchgeführt, alternativ kann AT jedoch auch im Einzelsetting vermittelt werden, falls organisatorisch eine Teilnahme an einer Gruppe nicht durchführbar ist.

4.1.3.2 Formelvorsätze

Formelvorsätze sollen körperliche Entspannung induzieren

Zentrales Element des AT (genauer: der Grundstufe, vgl. Abbildung 7) sind die sogenannten Formelvorsätze. Diese werden (innerlich) systematisch wiederholt und führen so zu einer körperlichen Entspannung. In Kursen zum AT werden in jeder Gruppensitzung eine oder zwei der Formelvorsätze eingeführt und dargestellt. Die Formelvorsätze werden durch die Kursleitung vorgesprochen, wichtig dabei ist, dass nach der jeweiligen Formel eine (lange) Pause gelassen wird, in der sich die Teilnehmenden die Formel jeweils selbst innerlich vorsagen. Die einzelnen Formelvorsätze bauen dabei aufeinander auf und sollten im Hinblick auf Formulierung und Reihenfolge nicht verändert werden (Ausnahmen bilden relative Kontraindikationen wie etwa das Auslassen der Stirnübung bei Kopfschmerzen).

Die folgende Beschreibung des Vorgehens folgt weitgehend den ausführlichen Darstellungen von Krampen (2012a, 2013) auf der Basis der Originalpublikationen (Schultz, 1932).

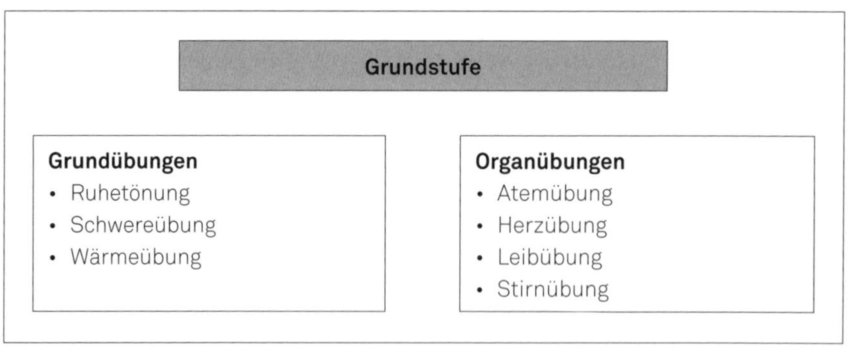

Abbildung 7: Standardformat des Autogenen Trainings (vereinfacht nach Krampen, 2013, S. 65)

Ruhetönung: „Ich bin ganz ruhig". Dieser Vorsatz wird auch als „Ruhetönung" bezeichnet und bezieht sich in erster Linie auf die Ruhe des Körpers. Die wichtigste Funktion dieser Ruhetönung ist, sich von den „daily hassles" so weit zu distanzieren, dass die Konzentration auf die Übung problemlos möglich ist. Schultz sieht diese Ruhetönung nicht als eine der autogenen Vorsatzformeln im engeren Sinne, sondern eher als eine Vorbereitung zur Durchführung der Formelvorsätze. Krampen (2013, S. 67) beschreibt das „Vorsagen" im Rahmen des AT „wie ein monotones innerliches Tonband", bei dessen Anhören „andere Gedanken, Wahrnehmungen und Einfälle" einfach dadurch ignoriert (werden), dass sich die*der Übende immer wieder auf diese Formel „ich bin ganz ruhig – Ruhe" konzentriert und einstellt. Wichtig für die Durchführung ist, dass die Proband*innen hinsichtlich des inneren Sprechens ihre eigene Form und Geschwindigkeit finden und dann nutzen. Wie bei anderen Entspannungsübungen wird es auch zu Ablenkungen durch äußere Stimuli (störende Geräusche, Gerüche) oder innerliche Stimuli (Gedanken) kommen – in diesem Fall besteht die Instruktion darin, (gegebenenfalls wieder und) wieder zum Formelvorsatz zurückzukehren.

„Ruhetönung" zur Vorbereitung

Schwereübung: „Der rechte (linke) Arm ist schwer". Dieser erste Formelvorsatz im engeren Sinne knüpft an die Beobachtung von Schultz (1932) an, dass körperliche Entspannung mit einem Schweregefühl verbunden ist. Die Proband*innen werden gebeten, ihren dominanten Arm (rechter Arm bei Rechtshändern, linker Arm bei Linkshändern) zu fokussieren und sich die Formel „der rechte Arm ist schwer" (für Rechtshänder) bzw. „der linke Arm ist schwer" (für Linkshänder) vorzusagen. Das Vorgehen ist dabei exakt wie bei der Ruhetönung: Die Proband*innen sagen sich diesen Satz innerlich vor und kommen nach Abschweifen wieder zurück zu diesem Formelvorsatz. Wichtig dabei ist, dass die Proband*innen nicht erwarten, dass das suggerierte Wärmegefühl in jedem Fall und sofort auftritt und spürbar ist: Im Gegenteil kann es eine Zeit lang dauern bis diese Empfindungen sich einstellen. Im weiteren Verlauf ist es nicht selten, dass sich das Schweregefühl auch auf die anderen Extremitäten (nichtdominanter Arm, Beine) ausdehnt.

Schwereübung

Wärmeübung: „Der rechte (linke) Arm ist warm". Wie in Kapitel 2.1.2 dargestellt, ist Entspannung mit einer Aktivierung des parasympathischen Systems (und einer Reduktion der Aktivität des sympathischen Nervensystems) verbunden. Bezogen auf die periphere Durchblutung bedeutet dies, dass die Blutgefäße sich bei Entspannung erweitern und demnach die Hauttemperatur messbar ansteigt. Häufig treten dabei auch Empfindungen von Kribbeln auf, die jedoch in der Regel nicht als unangenehm empfunden werden. Wie bei der Schwereübung wird auch bei der Wärmeübung mit dem dominanten Arm begonnen, wobei es im weiteren Verlauf regelmäßig zu einer Generalisierung auf die anderen Extremitäten kommt und auch der Rumpf sich zunehmend warm anfühlen kann. Entsprechend dieser Wirkungen empfiehlt Krampen (2012a) speziell die Anwendung dieser Übung bei Schlafstörungen sowie kalten Füßen und Händen.

Wärmeübung

Atemübung

Atemübung: „Die Atmung ist ruhig – Es atmet mich". Krampen (2013) weist darauf hin, dass die Atemübung von Schultz (1932) ursprünglich nach der Herzübung eingeführt wurde. Der von ihm und anderen vorgeschlagene Wechsel der Reihenfolge ergab sich im Wesentlichen aus der Beobachtung, dass funktionale Beschwerden bei der Konzentration auf das Herz häufiger zu beobachten sind und diese unerwünschten Effekte bei der Atemübung seltener zu beobachten sind. Wichtig bei diesem Formelvorsatz ist, dass es nicht darum geht, die Atmung einem wie auch immer gearteten Ideal (z. B. „Bauchatmung") anzunähern, sondern die Atmung so, wie sie im Moment ist, wahrzunehmen. Dieses passive Registrieren wird vor allem durch den zweiten Teil des Formelvorsatzes („Es atmet mich") unterstrichen. Krampen (2013) empfiehlt an dieser Stelle, gegebenenfalls auch die Ruhetönung noch einmal einzufügen, falls es den Proband*innen schwerfällt, die Atmung passiv (und ohne sie verändern zu wollen) wahrzunehmen.

Herzübung

Herzübung: „Das Herz schlägt ruhig und regelmäßig". Dieser Formelvorsatz knüpft an die Wärmeübung an: Während dort die peripheren Blutgefäße im Fokus standen, zielt die Herzübung direkt auf das Herz ab. Da der Herzschlag in der Regel nur bedingt der bewussten Kontrolle unterliegt (eben „autonom" ist), geht es auch hier darum, die Tätigkeit des Herzens so, wie sie aktuell ist, wahrzunehmen. Dabei ist davon auszugehen, dass durch die vorangegangenen Übungen bereits eine gewisse Entspannung erreicht wurde und das Herz deshalb nicht schnell und unregelmäßig schlägt. Die Tätigkeit des Herzens kann dabei an verschiedenen Stellen wahrgenommen werden, z. B. das Pochen des Pulses an den Schläfen oder an den Armen.

Leibübung mit Sonnengeflecht

Leibübung: „Das Sonnengeflecht (der Leib) ist strömend warm". Nachdem in den zurückliegenden Vorsatzformeln die Extremitäten sowie das Herz-Kreislauf-System und die Atmung fokussiert wurden, geht es bei der Leibübung um die inneren Körperorgane. Als Fokus dient dabei der Solarplexus (das Sonnengeflecht), auch als Oberbauchganglion bezeichnet. Der Solarplexus wird als eine der wichtigsten „Schaltstellen" des vegetativen Nervensystems betrachtet und ist für die Steuerung der Verdauungsorgane zentral. Dieser Formelvorsatz liegt in zwei unterschiedlichen Varianten vor: Während Schultz (1932) noch vom „Sonnengeflecht" sprach, ist dieser Begriff heute vielen Menschen nicht mehr geläufig bzw. löst „Fremdeln" aus. In diesem Fall sollte die zweite Variante „der Leib ist strömend warm" verwendet werden. Krampen (2012a) betont, dass in jedem Fall die Körpermitte hier angesprochen wird und demnach fokussiert werden sollte.

Stirnübung zum Ausklang

Stirnübung: „Die Stirn ist angenehm kühl". Dieser letzte Formelvorsatz in der Grundstufe des AT bezieht sich auf den Kopf. Damit ist angedeutet, dass eines der Ziele beim AT eine Verbesserung der Konzentration und Leistungsfähigkeit darstellt. Krampen (2012a) beschreibt darüber hinaus die Signalwirkung dieses Formelvorsatzes für das Ende der Übung und das Zurücknehmen. Bei akutem Kopfschmerz wird empfohlen, die Stirnübung wegzulassen.

Diese kurzen Instruktionen können eine erste Einführung sowohl der PMR als auch des AT in Therapien anleiten – die im Anschluss dargestellten Methoden bzw. Verfahren erfordern demgegenüber Spezial- und Zusatzkenntnisse, die in der Regel nicht in Standard-Psychotherapie-Ausbildungen vermittelt werden.

4.1.4 Meditation/Achtsamkeitsbasierte Stressreduktion (MBSR)

Meditative Ansätze sind äußerst vielfältig und in verschiedenen („westlichen" wie „östlichen") Kulturkreisen beheimatet. Ihre wesentliche Zielsetzung ist in der Regel nicht die Entspannung. Allerdings wurde beobachtet, dass Meditation ebenfalls mit Entspannungszuständen assoziiert ist. Häufig wird Entspannung als eine Voraussetzung für die weitere Entwicklung im Rahmen meditativer Ansätze betrachtet. Im Rahmen dieses Bandes ist es nicht möglich, einen systematischen Überblick zur Vielfalt der Meditationsansätze zu geben – viele dieser Ansätze sind religiös oder spirituell fundiert (z. B. christliche oder buddhistische Traditionen), während andere Formen für westliche Kontexte aufbereitet wurden. Verschiedene fernöstliche Meditationsformen stellen unterschiedliche Formen der Aufmerksamkeitslenkung in den Vordergrund: Fokussierte Aufmerksamkeit besteht darin, ein Objekt (z. B. den Atem) ins Zentrum der Aufmerksamkeit zu stellen und bei Abschweifen wieder zu diesem Objekt zurückzukehren. Demgegenüber wird als „offenes Bewusstsein" alles wahrgenommen, was in das Feld der Aufmerksamkeit gelangt.

Aktuell ist in Deutschland und anderen Ländern die sogenannte Achtsamkeitsbasierte Stressreduktion (Mindfulness-based stress reduction, MBSR) verbreitet (in den 1980er Jahren zunächst die „Transzentale Meditation", TM) und soll deshalb an dieser Stelle exemplarisch kurz vorgestellt werden. Dieses von Jon Kabat-Zinn entwickelte Vorgehen lehrt auf der Basis buddhistischer Achtsamkeitspraxis und Übungen aus dem Hatha-Yoga einen günstigeren Umgang mit Stress. Das MBSR-Programm umfasst acht Sitzungen von ca. 2½ bis 3 Stunden Dauer, in denen in der Gruppe zunächst Körperachtsamkeit (Body Scan), dann Achtsamkeit auf den Atem und Achtsamkeit auf Gedanken und Gefühle eingeübt wird. Ergänzt wird das Programm durch Psychoedukation zum Thema Stress und Stressbewältigung (Meibert, Michalak & Heidenreich, 2011). Achtsamkeit wird dabei verstanden als absichtsvolle, nicht wertende Aufmerksamkeitslenkung auf den gegenwärtigen Moment. Entspannung stellt demnach nicht das Ziel von MBSR dar – allerdings geht Achtsamkeit häufig mit Entspannung einher. Daneben finden sich aber noch

Entspannung als Begleiteffekt von Achtsamkeitsübungen

eine Reihe anderer Wirkungen wie etwa eine distanziertere Haltung zu eigenen kognitiven Inhalten („Disidentifikation").

Das MBSR-Programm vermittelt (nach einem Vorgespräch, in dem die Indikation geklärt wird) eine Reihe von Übungen („Body Scan", Sitzmeditation, Hatha-Yoga-Übungen, Rosinenübung), die es ermöglichen, zu erlernen, mit der Aufmerksamkeit stärker im Hier und Jetzt zu sein. Bei Abschweifen wird die Aufmerksamkeit konsequent wieder auf den jeweils aktuellen Fokus zurückgeführt.

Die Vermittlung meditativer Ansätze zur Induktion von Entspannung setzt in der Regel tiefergehende Kenntnisse in den jeweiligen Ansätzen auf Seiten der anleitenden Person voraus. Diese werden in der Regel in entsprechenden Ausbildungen vermittelt und gehören nicht zum Standardrepertoire von Psychotherapeut*innen. Durch den aktuell zu verzeichnenden „Achtsamkeitshype" hat sich der Einsatz von Achtsamkeitsmeditation allerdings immer weiter im therapeutischen Alltag ausgebreitet: Sowohl in tiefenpsychologisch fundierten als auch verhaltenstherapeutischen ambulanten Settings werden häufig Achtsamkeitsübungen eingesetzt. Problematisch dabei ist, dass der Zusatznutzen des Einsatzes von Achtsamkeit hier durchaus empirisch nicht abgesichert ist und dass Achtsamkeit häufig primär als Entspannungsmethode verstanden wird.

Sitzmeditation Beispielhaft soll hier die Sitzmeditation aus der achtsamkeitsbasierten kognitiven Therapie wiedergegeben werden.

Instruktion für die Sitzmeditation (aus Michalak, Heidenreich & Williams, 2022, S. 49–50, nach Segal, Williams & Teasdale, 2015)

1. Lassen Sie sich in einer bequemen Sitzhaltung nieder, entweder auf einem Stuhl mit gerader Lehne oder auf einer weichen Unterlage auf dem Boden, wobei Sie Ihr Gesäß mit einem Kissen oder einem Meditationsbänkchen abstützen können. Wenn Sie einen Stuhl benutzen, ist es sehr hilfreich, sich nicht anzulehnen, damit Ihr Rücken sich selbst stützen kann. Falls Sie auf dem Boden sitzen, ist es hilfreich, wenn Ihre Knie tatsächlich den Boden berühren. Experimentieren Sie so lange mit der Höhe des Kissens, Bänkchens oder des Stuhls, bis Sie das Gefühl haben, bequem und gut gestützt zu sitzen.
2. Erlauben Sie Ihrem Rücken, eine aufrechte, würdevolle und bequeme Haltung einzunehmen. Wenn Sie auf einem Stuhl sitzen, stellen Sie Ihre Füße flach auf den Boden und verschränken Sie Ihre Beine nicht. Schließen Sie sanft die Augen.
3. Lenken Sie Ihr Bewusstsein auf Ihre körperlichen Empfindungen, indem Sie Ihre Aufmerksamkeit auf die Empfindung der Berührung und des Drucks an den Stellen richten, wo Ihr Körper Kontakt zum Boden bzw. Ihr

Gesäß Kontakt zur Sitzunterlage hat. Verbringen Sie ein oder zwei Minuten damit, diese Empfindungen zu erforschen, genau wie im Body-Scan.

4. Lenken Sie Ihr Bewusstsein nun auf die sich verändernden Muster der körperlichen Empfindungen im unteren Bauchraum, während der Atem in Ihren Körper hinein- und wieder hinausströmt. Wenn Sie diese Übung zum ersten Mal machen, kann es hilfreich sein, die Hand auf den unteren Bauchraum zu legen und die Aufmerksamkeit dort auf die sich verändernden Empfindungsmuster zu richten, wo Ihre Hand diesen Bereich berührt. Nachdem Sie sich dadurch auf die körperlichen Empfindungen in diesem Bereich eingestellt haben, können Sie Ihre Hand wieder wegnehmen und sich dabei weiterhin auf die Empfindungen in der Bauchwand fokussieren.
5. Lenken Sie Ihre Aufmerksamkeit auf das Gefühl der leichten Dehnung, während sich die Bauchwand mit jedem Einatmen hebt und der leichten Senkung der Bauchwand, wenn Sie ausatmen. Folgen Sie mit Ihrer Aufmerksamkeit diesen sich verändernden körperlichen Empfindungen in der unteren Bauchgegend, so gut Sie es vermögen. Folgen Sie diesen Empfindungen unablässig, während der Atem beim Einatmen in den Körper eintritt, und bleiben Sie so lange bei ihm, bis er ihn beim Ausatmen wieder verlässt. Unter Umständen fällt Ihnen dabei die kleine Pause auf, die zwischen dem Einatmen und dem darauffolgenden Ausatmen liegt, sowie zwischen dem Ausatmen und dem darauffolgenden Einatmen. Denken Sie nicht an die Atmung, sondern spüren Sie Ihre Atmung.
6. Es ist nicht notwendig, die Atmung auf irgendeine Weise zu kontrollieren – überlassen Sie den Atem einfach sich selbst. Bringen Sie diese Haltung des Zulassens, so gut Sie es können, auch dem Rest Ihrer Erfahrungen entgegen. Es geht nicht darum, irgendetwas zu korrigieren, und Sie müssen keinen bestimmten Zustand erreichen. Lassen Sie Ihre Erfahrungen einfach nur Ihre Erfahrungen sein, so gut Sie es vermögen, ohne dabei zu erwarten, dass etwas anders sein sollte als es ist.
7. Früher oder später (im Allgemeinen eher früher) wird Ihr Geist vom Fokus auf den Atem in der unteren Bauchgegend abschweifen und sich Gedanken, Plänen oder Tagträumen zuwenden bzw. sich treiben lassen. Das ist vollkommen in Ordnung – unser Geist tut das nun einmal. Es handelt sich dabei keinesfalls um einen Fehler oder ein Versagen. Seien Sie sich einmal mehr Ihrer Erfahrungen bewusst! Sobald Sie merken, dass Ihre Aufmerksamkeit sich nicht mehr beim Atem befindet, lassen Sie es behutsam zu und beobachten Sie, wohin der Geist abgeschweift ist („Aha, ich habe wieder einen Gedanken"). Dann leiten Sie Ihre Aufmerksamkeit behutsam auf die sich verändernden Empfindungsmuster in der unteren Bauchgegend zurück und erneuern Sie Ihre Ab sicht, Ihre Aufmerksamkeit auf das fortwährende Einatmen und Ausatmen zu richten, je nachdem welches von beiden Sie gerade vorfinden.

8. Egal wie häufig Sie bemerken, dass Ihr Geist abgeschweift ist (das wird vermutlich wieder und wieder vorkommen), registrieren Sie diese Erfahrung des Abschweifens Ihrer Gedanken, und sobald Sie wieder eine Verbindung zu den Erfahrungen des Augenblicks hergestellt haben, lenken Sie Ihre Aufmerksamkeit, so gut Sie es vermögen, behutsam wieder auf die Atmung zurück. Dann fahren Sie einfach damit fort, Ihre Aufmerksamkeit auf die sich verändernden Muster der körperlichen Empfindungen zu lenken, die mit jedem Ein- und Ausatmen verbunden sind.
9. Bringen Sie Ihrer Aufmerksamkeit, so gut Sie es vermögen, eine aufgeschlossene Haltung entgegen. So können Sie auch das wiederholte Abschweifen der Gedanken als Gelegenheiten betrachten, wie Sie Ihren Erfahrungen Geduld und behutsames Interesse entgegenbringen können.
10. Setzen Sie diese Übung 10 Minuten lang fort, wenn Sie möchten auch länger, und erinnern Sie sich von Zeit zu Zeit daran, dass die Absicht darin besteht, sich einfach nur seiner Erfahrungen im jeweiligen Augenblick bewusst zu werden, so gut man es vermag. Setzen Sie dabei Ihren Atem als einen Anker ein, mit dessen Hilfe Sie immer wieder aufs Neue eine Verbindung zum Hier-und-Jetzt herstellen können, sobald Sie bemerken, dass Ihr Geist abschweift und sich nun nicht länger im unteren Bauchraum befindet und dem Atem folgt.

Gehmeditation

Da die meisten in diesem Kapitel dargestellten Übungen in Bewegungslosigkeit stattfinden, möchten wir hier exemplarisch die „Gehmeditation", die sowohl in MBSR als auch MBCT (Achtsamkeitsbasierte Kognitive Therapie) standardmäßig durchgeführt wird, zeigen. Wie oben dargestellt, ist das primäre Ziel dieser Übung nicht die Entspannung, häufig stellt sich diese jedoch ein.

Instruktion für die Gehmeditation (aus Michalak et al., 2022, S. 57–59, nach Segal et al., 2015)

1. Suchen Sie sich einen Ort, an dem Sie auf- und abgehen können, ohne sich Gedanken machen zu müssen, ob andere Sie dabei beobachten könnten. Dieser Ort kann sich drinnen oder draußen befinden.
2. Stellen Sie sich an das eine Ende Ihres Weges, die Füße parallel, ungefähr 10 bis 15 Zentimeter auseinander; die Knie nicht durchdrücken, sodass Sie diese leicht beugen können. Erlauben Sie Ihren Armen, entspannt an der Seite herunterzuhängen oder falten Sie die Hände locker vor Ihrem Körper. Der Blick ist weich und nach vorne gerichtet.
3. Bringen Sie Ihr Gewahrsein zu Ihren Fußsohlen, sodass Sie ein unmittelbares Gefühl für die Körperempfindungen bekommen, die durch den Kontakt der Füße mit dem Boden entstehen und ein unmittelbares Gefühl für das Gewicht Ihres Körpers, das durch Ihre Beine und die Füße

auf den Boden übertragen wird. Vielleicht finden Sie es auch hilfreich, Ihre Knie ein paar Mal ganz leicht zu beugen, um die Empfindungen in Ihren Füßen und Ihren Beinen deutlicher zu spüren.

4. Wenn Sie dazu bereit sind, verlagern Sie Ihr Körpergewicht auf Ihr rechtes Bein und beobachten Sie die sich verändernden Muster von Körperempfindungen in den Beinen und Füßen, während das linke Bein „leer“ wird und das rechte den Halt für den restlichen Körper übernimmt.
5. Wenn das linke Bein „leer“ ist, erlauben Sie Ihrer linken Ferse, sich langsam vom Boden zu heben. Beobachten Sie die Empfindungen in den Wadenmuskeln, während Sie dies tun, und fahren Sie dann fort, indem Sie dem ganzen linken Fuß erlauben, sich behutsam vom Boden zu heben bis nur noch die Zehen Kontakt zum Boden haben.
6. Während Sie sich der Körperempfindungen in den Füßen und Beinen achtsam gewahr sind, heben Sie langsam den linken Fuß, bewegen ihn behutsam nach vorne, spüren den Fuß und das Bein, während sie sich durch die Luft bewegen, und setzen dann die Ferse auf den Boden. Erlauben Sie dem Rest der linken Fußsohle, Kontakt mit dem Boden aufzunehmen, während Sie Ihr Körpergewicht auf das linke Bein und den linken Fuß verlagern, wobei Sie sich der zunehmend stärkeren Körperempfindungen im linken Bein und Fuß gewahr sind, während das rechte Bein „leer“ wird und die rechte Ferse den Fußboden verlässt.
7. Nachdem Sie das Gewicht vollkommen auf das linke Bein verlagert haben, erlauben Sie dem Rest des rechten Fußes sich zu heben und bewegen Sie ihn langsam nach vorne, während Sie sich der sich verändernden Muster von Körperempfindungen in Ihrem Fuß und Ihrem Bein gewahr sind, während Sie dies tun. Ihre Aufmerksamkeit auf die rechte Ferse richtend, während diese Kontakt zum Boden aufnimmt, verlagern Sie Ihr Körpergewicht auf den rechten Fuß, während dieser behutsam auf den Boden gesetzt wird, und seien Sie sich der verändernden Muster von Körperempfindungen in beiden Beinen und Füßen gewahr.
8. Gehen Sie auf diese Weise langsam von einem Ende Ihres Weges zum anderen, wobei Sie insbesondere die Empfindungen in den Fußsohlen und Fersen bewusst wahrnehmen, während diese in Kontakt mit dem Boden sind, sowie die Empfindungen in den Beinmuskeln, während Sie sich vorwärtsbewegen.
9. Am Ende Ihres Weges drehen Sie sich langsam um; nehmen Sie die komplexen Bewegungsmuster wahr, die bei einem Richtungswechsel im Körper stattfinden, würdigen Sie diese, so gut es geht, und gehen Sie dann weiter.
10. Gehen Sie auf diese Weise auf und ab, wobei Sie sich der Körperempfindungen in den Füßen und Beinen und des Kontakts der Fußsohlen mit dem Boden so bewusst sind, wie es Ihnen möglich ist. Richten Sie Ihren Blick weich und sanft nach vorn.

11. Wenn Sie merken, dass der Geist vom Gewahrsein der Empfindungen beim Gehen abgeschweift ist, geleiten Sie den Fokus Ihrer Aufmerksamkeit wieder sanft zu Ihren Empfindungen in den Füßen und Beinen zurück. Verwenden Sie vor allem die Empfindungen, die auftreten, während die Füße Kontakt mit dem Boden aufnehmen, als „Anker", um sich wieder mit dem gegenwärtigen Moment zu verbinden, so wie Sie den Atem in der Sitzmeditation nutzen.
12. Gehen Sie für 10 bis 15 Minuten, oder auch länger, wenn Sie möchten.
13. Gehen Sie zu Beginn in einem langsameren Tempo als normal, damit Sie wirklich die Möglichkeit haben, sich der Empfindungen beim Gehen vollkommen gewahr zu sein. Sobald Sie sich mit dem achtsamen, langsamen Gehen wohlfühlen, können Sie auch damit experimentieren, schneller zu gehen, bis hin zu Ihrem normalen Gehtempo und darüber hinaus. Wenn Sie sehr unruhig sind, kann es möglicherweise hilfreich sein, zunächst schneller zu gehen und dann auf natürliche Weise langsamer zu werden, während Sie auch ruhiger werden.
14. Bringen Sie das gleiche achtsame Gewahrsein, das Sie bei der Gehmeditation kultiviert haben, so oft es Ihnen möglich ist, auch Ihrer normalen, alltäglichen Erfahrung des Gehens entgegen.

Ergänzt werden diese Achtsamkeitsübungen durch psychoedukative Elemente (z.B. aus Ergebnissen der Stressforschung) sowie der Anwendung des Achtsamkeitsprinzips auf den Umgang mit schwierigen Gefühlen und Gedanken, achtsame Kommunikation, Selbstachtung bzw. Selbstmitgefühl oder den achtsamen Umgang mit Schmerzen. In der zweiten Hälfte des MBSR-Programms wird in der Regel ein sogenannter „Tag der Achtsamkeit" durchgeführt, an dem die Teilnehmer*innen gemeinsam (schweigend) einen Tag lang Achtsamkeit einüben. Das Programm endet in der Regel mit einem Nachgespräch im Einzelsetting.

Grundsätzlich können Elemente des MBSR auch im Einzelsetting eingeübt werden – allerdings ist davon auszugehen, dass (wie auch bei den anderen Programmen) das Gruppenformat entscheidende Vorteile hat (Ökonomie, Austausch zwischen den Teilnehmer*innen etc.).

4.1.5 Hypnose

Laut Kossack (2020) begann die Geschichte der Hypnose schon vor über 4.000 Jahren in verschiedenen Kulturkreisen. Im 19. Jahrhundert wurde Hypnose dann zu psychotherapeutischen Zwecken eingesetzt und Sigmund Freud und Josef Breuer entwickelten auf der Basis hypnotischer Techniken die freie Assoziation. Ein wesentliches Merkmal der Hypnose ist, dass die Behandlung eines

Probanden durch eine Suggestion von einer anderen Person („Hypnotiseur*in") erfolgt. Der Begriff „Hypnose" wird heterogen verwendet und bezeichnet sowohl die Hypnose-Induktion, die Entspannungsphase (Hypnose-Entspannung) und die Therapiephase (Hypnose-Behandlung). Darüber hinaus wird der Begriff „Hypnose" als Erlebnisform bei der entsprechenden Behandlung beschrieben (Kossack, 2020, S. 104). Im hier vorliegenden Kontext ist der entspannende Aspekt der Hypnose von besonderer Bedeutung: „Hypnose bewirkt bereits Entspannung, wenn sie als reines Induktionsverfahren angewandt wird oder dann noch mit entsprechenden Suggestionen zur Entspannung verbunden wird" (Kossack, 2020, S. 106). Es lassen sich demnach zwei verschiedene Vorgehensweisen unterscheiden: Zunächst Hypnose als reine Entspannung, bei der direkte Entspannungssuggestionen gegeben werden (z. B. Szenen am Strand, eine grüne Wiese, Waldspaziergang) und eine Kombination der Entspannungssuggestion mit heilenden Suggestionen, die direkt auf bestimmte Organsysteme abgestimmt sind (z. B. Schmerzen, Migräne etc.).

Hypnose wirkt bereits ohne Entspannungssuggestion entspannend

Im Gegensatz zu den bisher vorgestellten Ansätzen (PMR, AT und MBSR) wird Hypnose typischerweise im Einzelsetting durchgeführt. Auch für diese Methode gehen wir davon aus, dass über die psychotherapeutische Ausbildung hinaus Kenntnisse für einen verantwortlichen Einsatz vorliegen müssen. Entspannung ist nur dann eine Konsequenz von Hypnose, wenn Entspannung suggeriert wird – darüber hinaus kann Hypnose noch weitere Indikationen und Effekte haben: „Während der konventionellen Entspannungsmethoden können gelegentlich spontan halluzinatorische oder regressive Prozesse eintreten, die jedoch in Hypnose gezielt erzeugt und eingesetzt werden" (Kossack, 2020, S. 105).

Im Kontext der Entspannung sind aus dem Bereich der Hypnose vor allem das Hypnose-Einleitungsverfahren (Hypnose-Induktion) und Hypnose als Entspannungsmethode relevant. Die Kombination mit anderen Therapieelementen (Hypnose-Therapie) ist demgegenüber von untergeordneter Bedeutung. Kossack (2020, S. 105) beschreibt die Hypnose-Induktion als „ein ‚Ritual', mit dem eine bestimmte Kommunikation des Patienten ermöglicht wird, bei der er Umweltreize weitgehend ausblende, bis er letztlich nur noch die Worte des Therapeuten wahrnimmt". Die so vermittelten Instruktionen und Suggestionen führen dazu, dass die Patient*innen fast ausschließlich auf dieser subjektiven Ebene reagieren und Umweltreize weitgehend ausgeblendet sind. Zur Entspannungsinduktion wird eine ruhige und vertrauensvolle Beziehung hergestellt, die*der Therapeut*in spricht mit ruhiger und monotoner Stimme – für das Eintreten des hypnotischen Zustands spielen neben der Vorgehensweise der*des Therapeut*in auch Erwartungen und Vorinformationen auf Seiten der Patient*innen eine Rolle.

Während der Hypnose werden Umweltreize ausgeblendet

Beim Einsatz von Hypnose als Entspannungsmethode ist zunächst zu beachten, dass bereits die „normale" Hypnose-Induktion mit Entspannung einhergeht. Darüber hinaus ist es aber möglich, zusätzlich entspannende Suggestionen zu geben. Diese bedienen sich in der Regel imaginativer Elemente, beispielsweise „Ruheszenen" wie ein Strand, Wald oder Berg.

Ruheszene

Beispielhaft wird hier eine Ruheszene aus Kossack (2020) wiedergegeben. Dabei wird die Überlappung mit imaginativen Ansätzen (vgl. Kapitel 4.1.6) deutlich.

Instruktion „Ruheszene" (aus Kossack, 2020, S. 106)[1]

Sie befinden sich hier am Strand; das ist Ihr Strand mit der herrlich weit geschwungenen Bucht vor Ihnen und dem breiten weißen Sandstrand. Der ist so hell, dass er in der Sonne fast blendet. Sie liegen auf Ihrem Badetuch und genießen die viele Zeit, die Sie haben. Die Sonne scheint warm auf Ihre Haut, Sie merken deutlich die Wärme der Sonnenstrahlen in Ihrem Gesicht, wie diese dort die Haut leicht anspannen. Auch auf Ihren Schultern (usw.) merken Sie diese Wärme ganz deutlich.

Die Wellen des blauen Meeres sind ganz flach und laufen langsam, fast träge ans Ufer. Die Brandung ist ganz leise, ein leises Zischen vom Kommen und Gehen der Wellen ... Sie riechen auch deutlich diese würzige Luft; das Salz der Seeluft spüren Sie deutlich in Ihrer Nase, vermischt mit dem leichten Geruch von Tang. Die Luft ist ganz salzhaltig; das merken Sie auch auf Ihren Lippen. Die schmecken ganz salzig; Sie merken deutlich mit Ihrer Zunge diesen Salzgehalt, typisch nach Seeluft schmeckt es ... Und Sie genießen diese herrliche Entspannung an diesem wunderschönen Sandstrand mit den Wellen, die leicht auf und ab gehen, und der herrlichen Sonne, in der Sie so schön dösen können.

Neben dem Einsatz der Hypnose zur Entspannung (ausschließlich Entspannungssuggestionen) und Ansätzen wie der Ruheszene gibt es auch Kombinationen mit heilenden Suggestionen (bezogen auf einzelne Organsysteme; Kossack, 2020).

4.1.6 Imagination

Imagination in der Psychotherapie

Imaginationen werden als „dynamische, psychophysiologische Prozesse verstanden, bei denen auf der Vorstellungsebene realitätsnahe Wahrnehmungen unterschiedlicher Sinnesqualitäten (z. B. eine Zitrone sehen, hören, riechen, spüren, schmecken) erzeugt werden, ohne dass diese objektiv ge-

1 Abdruck erfolgt mit freundlicher Genehmigung von © 2020 PVU Psychologie Verlags Union in der Verlagsgruppe Beltz, Weinheim Basel.

genwärtig sind" (Petermann, Kusch & Ulrich, 2020, S. 122). Imaginationen werden in psychotherapeutischen Kontexten mit einer Vielzahl von Zielsetzungen und Indikationen eingesetzt: Neben der hier interessierenden Möglichkeit des Einsatzes als Methode zur Herstellung von Entspannung wurden und werden sie im kognitiv-behavioralen Kontext beispielsweise in der Behandlung von Angststörungen eingesetzt (z. B. bei der Konfrontation in sensu in Kombination mit Exposition). Ein aktuelles Einsatzgebiet der Imagination ist das „Imagery rescripting", das sich insbesondere in der Behandlung posttraumatischer Belastungsstörungen bewährt hat. Bei diesem Verfahren werden belastende innere Bilder (z. B. durch Missbrauchserfahrungen in der Kindheit) durch korrigierende Erfahrungen ersetzt. Im Rahmen psychodynamischer Verfahren arbeitet beispielsweise die katathym-imaginative Therapie ebenfalls mit Imaginationen. Eine Variante ist das „katathyme Bilderleben". Dieses wurzelt in tiefenpsychologischen Ansätzen und gibt Patient*innen 12 Standardmotive zur Imagination vor. Aktuell finden sich neuere Entwicklungen dieses Ansatzes unter dem Titel „Kathatym-imaginative Psychotherapie". Im Kontext dieses Buches sind Imaginationen vor allem im Hinblick auf die Induktion beruhigender Bilder (z. B. Strand, Berg, See) sowie sogenannte Fantasiereisen relevant. Im Kontext komplexerer Therapieplanung stellt Imagination häufig einen relevanten Baustein dar, der mit Entspannungstechniken kombiniert wird.

Wie Meditation und Hypnose stellt Entspannung nur *einen* möglichen Zielzustand für imaginative Ansätze dar. Gemeinsam ist allen imaginativen Verfahren, dass entweder einzelne bildhafte Vorstellungen oder komplexere Geschichten (z. B. „Fantasiereisen") eingesetzt werden, um bestimmte therapeutische Ziele zu erreichen.

Imagination im Entspannungskontext

Im Entspannungskontext spielt vor allem die geleitete Imagination eine Rolle: Dabei werden in der Regel „Imaginationsskripte" vorgegeben, die mit Wohlbefinden und Entspannung einhergehen. Beispielhaft kann ein bestimmter Ruhe- und Erholungsort in der Imagination aufgesucht werden (vgl. Kapitel 4.1.5). Bei Reddemann (2014) findet sich die Übung zum *inneren sicheren Ort*.

Innerer sicherer Ort

Instruktion „Innerer sicherer Ort" (Reddemann, 2014, S. 45–46)[2]

Und nun möchte ich Sie einladen, die Übung des inneren sicheren Ortes kennenzulernen … Dieser Ort kann auf der Erde sein, er muss es aber durchaus nicht. Er kann auch außerhalb der Erde sein … Lassen Sie Gedanken oder Vorstellungen oder Bilder aufsteigen von einem Ort, an dem Sie sich ganz wohl und geborgen fühlen. Und geben Sie diesem Ort eine Begrenzung Ihrer Wahl, die so beschaffen ist, dass nur Sie bestimmen kön-

2 Abdruck erfolgt mit freundlicher Genehmigung von © 2014 Klett-Cotta, Stuttgart.

nen, welche Lebewesen an diesem Ort, Ihrem Ort, sein sollen, sein dürfen. Sie können natürlich Lebewesen, die Sie gerne an diesem Ort haben wollen, einladen. Wenn möglich, rate ich Ihnen, keine Menschen einzuladen, aber vielleicht liebevolle Begleiter oder Helfer, Wesen, die Ihnen Unterstützung und Liebe geben. Prüfen Sie, ob Sie sich dort mit allen Ihren Sinnen wohl fühlen. Prüfen Sie zuerst, ob das, was Ihre Augen wahrnehmen, angenehm ist für die Augen. Wenn es noch etwas geben sollte, was Ihnen nicht gefällt, dann verändern Sie es ... Nun überprüfen Sie bitte, ob das, was Sie hören, für Ihre Ohren angenehm ist ... Wenn nicht, verändern Sie es bitte so, dass alles, was Ihre Ohren wahrnehmen, angenehm ist ... Ist die Temperatur angenehm? ... Wenn nicht, so können Sie sie jetzt verändern ... Kann Ihr Körper sich so bewegen, dass Sie sich damit ganz wohl fühlen, und können Sie jede Haltung einnehmen, in der Sie sich wohl fühlen? ... Wenn noch etwas fehlt, verändern Sie alles so, bis es ganz stimmig für Sie ist ... Sind die Gerüche, die Sie wahrnehmen, angenehm? ... Auch sie können Sie verändern, sodass Sie sich ganz wohl damit fühlen ... Wenn Sie nun spüren können, dass Sie sich ganz und gar wohl fühlen an Ihrem inneren Ort, dann können Sie mit sich eine Körpergeste vereinbaren. Und diese kleine Geste können Sie in Zukunft ausführen und Sie wird ihnen helfen, dass Sie diesen Ort ganz rasch wieder in der Vorstellung haben. Und wenn Sie das möchten, können Sie diese Geste jetzt ausführen ... Um die Übung zu beenden, können Sie wieder Ihre Körpergrenzen wahrnehmen und den Kontakt des Körpers mit dem Boden achtsam registrieren. Danach kommen Sie dann mit der Aufmerksamkeit zurück in den Raum.

Ruhebild/ -geschichte

Ein weiteres Beispiel für eine imaginative Methode im Entspannungskontext ist das Ruhebild bzw. die Ruhegeschichte.

Instruktion für ein Ruhebild bzw. eine Ruhegeschichte (aus Carl & Riemann, 2020, S. 247)[3]

Hierfür stellen Sie sich eine für Sie sehr angenehme Situation vor, in der Sie sich rundum wohlfühlen. Diese Situation kann ein früheres Erlebnis, zum Beispiel eine Urlaubssituation, oder eine Fantasiesituation sein. Wenn Sie eine solche Situation ausgesucht haben, versuchen Sie, sie sich möglichst konkret und detailgetreu vorzustellen. Eine wichtige Hilfestellung bieten dabei die verschiedenen Sinne:

- Was können Sie sehen, hören, fühlen, riechen, schmecken?
- Stellen Sie sich die Jahreszeit und die Tageszeit Ihrer Situation vor.
- Wie ist das Wetter?
- Spüren Sie dabei, wie angenehm die Vorstellung ist.

3 Abdruck erfolgt mit freundlicher Genehmigung von © 2020 PVU Psychologie Verlags Union in der Verlagsgruppe Beltz, Weinheim Basel.

Ein Beispiel. Es ist ein wunderschöner Spätsommernachmittag am Nordseestrand. Die Sonne scheint, es ist angenehm warm, aber nicht zu heiß, der Himmel ist blau. Ich sitze im Strandkorb dem Meer zugewandt, lehne mich zurück, habe die Beine und Füße ausgestreckt und sitze sehr bequem. Der Sand ist ganz fein und weiß-gelb, die Dünen sind mit Strandhafer bepflanzt. Ich sehe in das Wellenspiel, schaue zu, wie sich die Wellen am Strand brechen und weiß aufschäumen. Am Horizont kreisen über einem Kutter ein paar Möwen. In der Ferne sind Kinderstimmen zu hören und manchmal eine Möwe, ansonsten höre ich das Rauschen der Wellen, die an den Strand spülen. Die Sonne wärmt die Haut und ab und zu streicht der Wind angenehm über mein Gesicht. Ich atme tief ein und rieche und schmecke die salzige Luft. Es ist angenehm ruhig um mich herum und ich fühle mich so richtig wohl und entspannt.

Die Darbietung erfolgt dabei in der Regel durch Therapeut*innen, Pflegekräfte oder andere Personen – häufig mit Unterstützung von Medien (CD-ROM oder mp3-Dateien).

Der Einsatz imaginativer Verfahren hat sich auch bei Kindern sehr bewährt (U. Petermann, 2014, 2019), entsprechende Ansätze werden im Kapitel 4.2.3 vorgestellt.

4.1.7 Biofeedback

Biofeedback zur Modifkation körperlicher Prozesse

Der Begriff „Biofeedback“ bezieht sich auf verschiedene Methoden und therapeutische Maßnahmen, bei denen Signale des Körpers (Biosignale) gemessen und durch die entsprechende therapeutische Maßnahme gezielt modifiziert werden können (Vaitl, Rief & Ulrich, 2020). Biofeedback wird in der Regel als Einzelbehandlung durchgeführt. Die dabei im Fokus stehenden physiologischen Prozesse sind der bewussten Wahrnehmung mehr oder weniger schwer zugänglich bis unzugänglich; das Ziel der Biofeedbackbehandlung besteht darin, zu lernen, diese körperlichen Prozesse willentlich zu beeinflussen. Viele der hier im Zentrum stehenden Prozesse sind direkt mit Zuständen von Stress, Anspannung und Entspannung assoziiert (z. B. Blutgefäßweite, Blutdruck, Herzfrequenz, periphere Hauttemperatur) und deshalb im vorliegenden Kontext relevant, während andere sich auf spezifische körperliche Funktionen beziehen (z. B. EEG-Parameter und Sphinkter-Feedback). Vaitl et al. (2020) betonen, dass ein wesentlicher Verdienst der Biofeedback-Ansätze darin bestand, die wissenschaftliche Betrachtung von Entspannungsmethoden zu verbessern, indem die bei Entspannung ablaufenden physiologischen Prozesse besser empirisch nachgewiesen werden konnten. Der apparative Aufwand für Biofeedback variiert dabei erheblich: Eine sehr leicht zu realisierende Version wird im Kasten vorgestellt, andere Ansätze (z. B. kortikale EEG-Parameter wie „slow waves") erfordern einen hohen und in der therapeutischen Praxis schwerer zu realisierenden Aufwand.

Biofeedback leicht gemacht

Ein Beispiel für ein apparativ einfach umsetzbares Biofeedback-Verfahren ist ein Thermometer, das zwischen Daumen und Zeigefinger gehalten wird: Bei Anspannung sinkt die periphere Hauttemperatur, während sie bei Entspannung steigt (vgl. auch Kapitel 4.1.3.2).

Biofeedback erfordert technische Ausstattung und Wissen

Nach Vaitl et al. (2020) sind Kenntnisse notwendig, die nur zum Teil über Psychotherapie-Verfahren abgedeckt sind: Das sind neben Grundkenntnissen zu physiologischen Prozessen (die in der Regel vorausgesetzt werden können) auch Kenntnisse über die Registrierungstechniken, die Art des Feedbacks und der Analyse der erhobenen Biosignale. Darüber hinaus sind auch Spezialkenntnisse über die einzelnen mit Biofeedback zu behandelnden Störungsformen notwendig. Unter der Vielzahl unterschiedlicher Biofeedback-Verfahren (z. B. EEG-Feedback) sind im Entspannungskontext vor allem EMG-Feedback, vasomotorisches Feedback und kardiovaskuläres Feedback von Bedeutung. „EMG" bezeichnet die Elektro-Myografie, also die Messung der Muskelspannung. Diese kann als Indikator für Kontraktionsprozesse verstanden werden und damit als Ansatzpunkt für Biofeedback genutzt werden. Als Ableitungsorte kommen z. B. die Stirn oder die Rückenmuskulatur in Frage. Metaanalytisch zeigte sich bereits früh, dass EMG-Feedback Effekte bewirkt, die weitgehend mit anderen Entspannungsmethoden vergleichbar sind, bei spezifischen Fragestellungen wie Spannungskopfschmerz finden sich jedoch auch bessere Ergebnisse. Vasomotorisches Feedback bezieht sich auf Feedback der Körpertemperatur sowie der Schläfenarterien. Beide Formen können die lokalen Durchblutungsverhältnisse beeinflussen. Technisch ist insbesondere das Temperatur-Feedback vergleichsweise einfach durchführbar (Thermo-Fühler auf der Handfläche). Anwendungsgebiete liegen beispielsweise bei Migräne, ein besonders erfolgversprechendes Anwendungsgebiet ist das Raynaud-Syndrom (kalte und weiße Hände bei kalten Umgebungstemperaturen). Das kardiovaskuläre Feedback bezieht sich auf die Rückmeldung der Herzfrequenz und des Blutdrucks, die beide durch entsprechendes Feedback gesenkt werden können. Technisch ist das Blutdruck-Feedback in der Regel komplizierter als das Feedback der Körpertemperatur – eine interessante Ausnahme hiervon ist die Unterdrückung der Korotkoff-Geräusche mittels Feedbacks. Apparativ ist hierzu nur ein handelsübliches Blutdruckmessgerät erforderlich.

Zusammenfassend bieten Biofeedback-Ansätze für einzelne spezifische Fragestellungen (Spannungskopfschmerz, Raynaud'sche Erkrankung) interessante Perspektiven – für die Indikation Entspannung finden sich jedoch kaum bedeutsame Unterschiede zu nichtapparativ unterstützten Methoden wie PMR und AT.

4.1.8 Sonstige Methoden

Neben den bereits vorgestellten Methoden finden sich im Alltag eine Vielzahl weiterer Angebote, die (in der Regel neben anderen Effekten) auch auf Entspannung abzielen. Die nach unserer Erfahrung am weitesten verbreiteten dieser Ansätze sollen nachfolgend kurz vorgestellt werden. Auch bei diesen Verfahren sollte vor dem Einsatz im Rahmen heilkundlicher Psychotherapie sorgfältig geprüft werden, welche Belege für Indikation und Kontraindikation bestehen. Auch hier werden wir heuristisch zwischen „sonstigen Entspannungsmethoden" und „sonstigen Methoden und Ansätze, die auch Entspannung induzieren können" unterscheiden.

4.1.8.1 Sonstige Entspannungsmethoden

Neben AT und PMR, die das erklärte Ziel des Erlernens einer Entspannungsreaktion haben, wurden im deutschen Sprachraum und international noch weitere Methoden entwickelt, die hier kurz erwähnt werden sollen:

- Die *Funktionelle Entspannung* (Fuchs, 1994) setzt zunächst am Atemrhythmus an und versucht, darüber Blockaden im Körper spürbar zu machen. Erklärtes Ziel ist eine Verbesserung der Körperwahrnehmung, die an einer für die Patient*innen unproblematischen Stelle ansetzt.
- Die *Angewandte Entspannung* (Applied Relaxation) vermittelt Entspannung als Bewältigungsfertigkeit mit dem Ziel, Angstreaktionen unter Kontrolle zu bekommen bzw. langfristig komplett zu verhindern. Bereits 1987 lagen 18 kontrollierte Studien vor, die belegen konnten, dass angewandte Entspannung wirksamer ist als keine Behandlung oder Placebo. Anwendungsgebiete liegen u.a. im Bereich spezifischer Phobien, Panikstörung und Schmerzen.
- Bei der *Weitzman-Entspannung* werden nach einer kurzen Instruktionsphase verschiedene Fragen nacheinander gestellt (vgl. Kasten).

Weitzman-Entspannung

Instruktion: Weitzman-Entspannung (aus Binder, Schöller & Weeß, 2020, S. 233)[4]

Setzen Sie sich bitte in einer möglichst entspannten Haltung auf einen Stuhl, die Füße etwas auseinander und die Fußsohlen fest auf dem Boden. Die Unterarme legen Sie auf die Oberschenkel, der Rücken ist an der Stuhllehne und die Augen sind geschlossen. Falls Ihnen das Schließen der Augen unangenehm ist, fixieren Sie bitte einen Punkt an der Wand und verweilen mit Ihrem Blick bei diesem Punkt. Richten Sie nun bitte Ihre Aufmerksamkeit auf das, was ich Ihnen erzählen werde. Ich werde Ihnen nun eine Reihe von Fragen stellen. Obwohl jede dieser Fragen mit „Ja" oder „Nein" beantwortet werden könnte, ist es nicht erforderlich, dass Sie „Ja" oder „Nein" aussprechen oder auch nur in Gedanken bejahen oder verneinen, denn Ihre eigene spezielle Reaktion auf die Frage stellt bereits die Antwort dar. Das wird im Verlauf der Übung noch ganz deutlich werden. Denken Sie bitte nur daran, auf meine Fragen zu hören und wundern Sie sich nicht, wenn Ihnen einige davon etwas ungewöhnlich vorkommen. Lassen Sie einfach auf jede Frage die Reaktion zu. Es spielt dabei keine Rolle, wie Sie reagieren; Ihre Reaktion ist immer die passende. Vergessen Sie nicht, es gibt kein Richtig und kein Falsch. Geben Sie einfach auf jede Frage die Antwort in Form Ihrer eigenen Reaktion *[5 Sekunden Pause]*. Setzen Sie sich ganz locker und entspannt hin. Schließen Sie die Augen oder fixieren Sie Ihren Punkt *[5 Sekunden Pause]*.

Ich stelle Ihnen nun der Reihe nach die Fragen:

- Können Sie sich den Punkt bewusstmachen, an dem Ihr Rücken die intensivste Berührung mit dem Stuhl hat? *[5 Sekunden Pause]*
- Können Sie sich den Zwischenraum zwischen Ihren Ohren vorstellen? *[5 Sekunden Pause]*
- Können Sie sich bewusstmachen, wie nahe Ihr Atem an den Augenhintergrund gelangt, wenn Sie Luft holen? *[5 Sekunden Pause]*
- Können Sie sich vorstellen, dass Sie etwas anschauen, das sehr weit entfernt ist? *[5 Sekunden Pause]*
- Können Sie bewusst spüren, wo Ihre Arme den Körper berühren? *[5 Sekunden Pause]* Und an welchem Punkt Ihre Arme den Kontakt mit dem Körper verlieren? *[5 Sekunden Pause]*
- Können Sie den Boden unter Ihren Füßen spüren? *[5 Sekunden Pause]*
- Steht Ihr rechter oder Ihr linker Fuß fester auf dem Boden? *[5 Sekunden Pause]*
- Können Sie sich Ihr Mundinneres bewusstmachen? *[5 Sekunden Pause]*
- Ist es Ihnen möglich, sich die Lage Ihrer Zunge im Mund deutlich zu machen? *[5 Sekunden Pause]*

4 Abdruck erfolgt mit freundlicher Genehmigung von © 2020 PVU Psychologie Verlags Union in der Verlagsgruppe Beltz, Weinheim Basel.

- Können Sie auch den leisesten Lufthauch auf Ihrer Wange spüren? *[5 Sekunden Pause]*
- Ist es Ihnen möglich wahrzunehmen, dass ein Arm entspannter ist als der andere? *[5 Sekunden Pause]*
- Können Sie spüren, dass Ihr Körper sich an manchen Stellen wärmer anfühlt als an anderen? *[5 Sekunden Pause]*
- Können Sie irgendwelche Veränderungen in Ihrem Körper wahrnehmen? *[5 Sekunden Pause]*
- Können Sie sich vorstellen, dass Sie auf einer Wolke schweben? *[5 Sekunden Pause]*
- Oder fühlen Sie sich dafür heute viel zu schwer? *[5 Sekunden Pause]*
- Können Sie fühlen, wie Ihr Gesicht ganz weich wird? *[5 Sekunden Pause]*

Lassen Sie jetzt die Augen noch ein wenig geschlossen oder fixieren Sie noch etwas Ihren Punkt *[ca. 10 Sekunden Pause]*. Entschließen Sie sich, in der kommenden Woche eine oder mehrere der genannten Fragen zu erinnern und diese zu bestimmten Zeiten des Tages zu wiederholen, um Ihr natürliches Bedürfnis nach Ruhe und Entspannung in den Alltag einzuplanen *[10 Sekunden Pause]*.

Wenn Sie dann die Entspannung beenden, zählen Sie langsam rückwärts von 5 auf 1 und öffnen anschließend die Augen. Vielleicht räkeln und strecken Sie sich, spannen die Arme und Beine an und kommen dann mit Ihrer Aufmerksamkeit in diesen Raum zurück.

4.1.8.2 Sonstige Methoden und Ansätze, die auch Entspannung induzieren können

Entspannungspraxis und Ressourcenaktivierung

Das Angebot an weiteren Ansätzen, die eine mehr oder weniger große Nähe zu Entspannungsmethoden aufweisen, ist aktuell außerordentlich groß und kann hier nicht vollständig dargestellt werden. Charakteristisch für die sehr unterschiedlichen Ansätze ist, dass Entspannung (wie in den Kapiteln 4.1.4 und 4.1.5 am Beispiel von Hypnose und Meditation dargestellt) als ein Ziel (neben anderen) oder als eine Vorstufe für weitere Entwicklungen verstanden wird. Übergänge zu Sport und Gymnastik sowie Meditation sind dabei fließend, einzelne Angebote stehen auch dem esoterischen Spektrum nahe. Die hier gemeinten Ansätze werden in der Regel nicht im psychotherapeutischen Kontext eingesetzt bzw. eingeübt, allerdings ergeben sich in der Therapie häufig Querbezüge, etwa wenn eine*ein Patient*in bei der gemeinsamen Entwicklung eines Entspannungsrationals berichtet, einmal pro Woche eine Yoga-Gruppe zu besuchen und dort angenehme Entspannungszustände zu erleben oder wenn eine*ein Patient*in berichtet, in der Vergangenheit zu Exerzitien in einem Kloster gewesen zu sein und dadurch „innere Ruhe“ gefunden zu haben.

Insofern ist es zu Beginn einer Therapie ratsam, die Patient*innen zu fragen, ob sie in ihrer Freizeit Kurse aus diesen unterschiedlichen Bereichen belegt haben und ob sie (regelmäßig) praktizieren. Gegebenenfalls können diese Ansätze begleitend im Sinne der Ressoucenaktivierung genutzt werden:

- *Yoga.* Yoga kann ebenfalls dem großen Bereich „Meditation" zugeordnet werden und beschreibt zunächst die vielfältigen Bezüge der Yoga-Lehren zu buddhistischen Traditionen. Dabei gibt es nicht eine uniforme Yoga-Methode, sondern Yoga weist eine Vielzahl von Varianten auf (z. B. Hatha-Yoga, Kundalini-Yoga, Bikram-Yoga), die jeweils mit unterschiedlichen Zielsetzungen verbunden sind (z. B. stärker entspannungsorientiert vs. stärker im Sinne körperlicher Fitness). Im hier vorliegenden Kontext sind vor allem Praktiken des „samadhi" von Bedeutung, bei dem durch Konzentration auf ein einzelnes Element ein Zustand der Versenkung erreicht werden soll. Dies kann z. B. ein Mantra oder ein Bild sein.
- *Qigong.* Qigong ist in der traditionellen chinesischen Medizin verankert und findet seit den 1950er Jahren zunehmend Verbreitung in China und in westlichen Gesellschaften. Qigong-Übungen werden meist stehend durchgeführt; theoretisch wird angenommen, dass die Übungen den Energiefluss (Qi) regulieren.
- *Tai-Chi.* Korrekter als „Taijiquan" oder „Tai Chi Chuan" bezeichnet, entstammt dieser Ansatz dem Kampfsport und wird auch als „Schattenboxen" bezeichnet. Die Übungen werden stehend in entspannter Körperhaltung vorgenommen.
- *Kampfkünste.* Obwohl Kampfsportarten wie Judo, Karate und Taekwondo in der Regel nicht als Entspannungsmethoden verstanden werden, spielt Entspannung als eine (notwendige) Voraussetzung für erfolgreiche Kämpfe in diesen häufig eine bedeutsame Rolle.
- *Feldenkrais.* Moshé Feldenkrais entwickelte seine auch als „Funktionelle Integration" und „Bewusstheit durch Bewegung" bezeichnete Methode aus dem Judo heraus.
- *Kontemplation.* Bereits seit der europäischen Antike kommt kontemplativen (betrachtenden) Ansätzen („Vita contemplativa") eine große Bedeutung als Kontrast zur „Vita activa" zu. Auch wenn im Zentrum kontemplativer Ansätze zunächst nicht Entspannung steht, findet sich eine klare Nähe dazu. Häufig wird im deutschen Sprachraum in diesem Zusammenhang auch der Begriff „Muße" verwendet.
- *Konzentrative Bewegungstherapie und weitere Formen der Körperpsychotherapie.* Dieser von Elsa Gindler bereits in den 1920er Jahren entwickelte körperorientierte Ansatz stellt die Konzentration auf innere Abläufe ins Zentrum. Wie bei den anderen hier genannten Ansätzen ist Entspannung ein Teilziel.

Wir könnten diese Aufzählung beliebig fortsetzen, wollen an dieser Stelle aber den Blick auf die Entwicklungsgeschichte der Entspannungsverfahren (und damit auch ihre Gemeinsamkeiten und Vielfalt) richten. Es dürfte bis zu dieser Stelle deutlich geworden sein, dass die Vielzahl von Methoden, Ansätzen und Verfahren, die (auch) Entspannung herstellen sollen, über mehr Gemeinsamkeiten als Unterschiede verfügen – zumindest, wenn sie im Hinblick auf Entspannung eingesetzt werden.

Dementsprechend lassen sich eine große Anzahl aktuell populärer Interventionen, die jedoch nur selten im therapeutischen Kontext vertreten sind, im Hinblick auf ihre Eignung zur Herstellung von Entspannung betrachten. Es ist jedoch zu beachten (wie schon bei einer Vielzahl der genannten Methoden erwähnt), dass Entspannung dabei in der Regel weder das einzige noch das zentrale Ziel darstellt. Auch bei diesen Methoden sind über die psychotherapeutische Grundausbildung hinausgehende Kenntnisse notwendig. Aus diesem Grund sind hier keine praktischen Beispiele abgedruckt. Stattdessen möchten wir die Leser*innen ermuntern, bei Interesse entsprechende Kurse zu besuchen.

4.2 Varianten der Methode für Kinder und Jugendliche

In der bisherigen Darstellung wurde deutlich, dass für jede der genannten Entspannungsmethoden eine große Vielfalt an Varianten existieren. Teilweise wurden diese bereits vorgestellt (z. B. die unterschiedlich umfangreichen Versionen der PMR). In diesem Kapitel sollen spezifische Varianten der Entspannungsmethoden für Kinder und Jugendliche vorgestellt werden.

4.2.1 Progressive Muskelentspannung für Kinder

In der Literatur finden sich verschiedene Modifikationen der PMR für Kinder. Speck (2013) schlägt in dem von ihr publizierten Manual eine Langversion mit sieben Muskelgruppen, die nachfolgend vorgestellt wird, sowie eine Kurzversion mit vier Muskelgruppen vor (für eine Instruktion siehe Speck, 2013, S. 84–85).

PMR für Kinder: sieben Muskelgruppen

Instruktionen für die Trainingsform der Progressiven Relaxation mit sieben Muskelgruppen (aus Speck, 2013, S. 81–83)

Instruktion zur Einleitung

Setzt euch zunächst möglichst bequem hin. Stellt die Füße nebeneinander auf den Boden, lehnt euch mit geradem Rücken an die Rückenlehne und legt die Arme locker auf die Oberschenkel oder Armlehnen. Macht es euch so bequem wie möglich.

Atme tief ein und langsam wieder ganz aus. Atme nun ruhig weiter.

Wenn du magst, kannst du jetzt oder auch später die Augen schließen. Dann wirst du nicht so leicht abgelenkt. Achte jetzt auf deinen Körper und lasse die Muskeln möglichst locker.

Wir konzentrieren uns gleich auf bestimmte Muskelgruppen. Dann werde ich euch kurz beschreiben, wie ihr die Muskeln anspannt und erst auf das Wort „jetzt" spannt ihr die Muskeln an. Nach einigen Sekunden könnt ihr sie wieder bei „und loslassen" ganz lockerlassen.

PMR

1. Konzentriere dich jetzt auf den rechten Arm.

Anspannung (5 bis 7 Sekunden):

Winkel deinen rechten Arm an, balle die Hand zur Faust und spanne möglichst alle Muskeln des Ober- und Unterarmes an. Jetzt ...

Spüre die Spannung im Arm ...

Entspannung (etwa 30 Sekunden):

Und loslassen. Lasse den Arm ruhig herabsinken, öffne die Faust und lasse alle Muskeln ganz locker. Achte auf den Unterschied von An- und Entspannung. Spüre das lockere Gefühl im ganzen Arm ... vom Oberarm bis in die Finger ... Lasse die Muskeln ganz locker ...

2. Achte jetzt auf den linken Arm.

Anspannung (5 bis 7 Sekunden):

Winkel deinen linken Arm an, balle die Hand zur Faust und spanne möglichst alle Muskeln des Ober- und Unterarmes an. Jetzt ...

Spüre die Spannung im Arm ...

Entspannung (etwa 30 Sekunden):

Und loslassen. Lasse den Arm ruhig herabsinken, öffne die Faust und lasse alle Muskeln ganz locker. Achte auf den Unterschied von An- und Entspannung. Spüre das lockere Gefühl im ganzen Arm ... vom Oberarm bis in die Finger ... Lasse die Muskeln ganz locker ...

3. Wir wandern nun zum Gesicht.

Anspannung (5 bis 7 Sekunden):

Runzle die Stirn, kneife die Augen zu und beiße die Zähne aufeinander. Mache mit dem ganzen Gesicht eine Grimasse. Jetzt ...

Achte auf die Spannung im Gesicht ...

Entspannung (etwa 30 Sekunden):

Und loslassen. Lasse dein Gesicht ganz locker und ganz glatt werden. Achte darauf, wie es sich anfühlt, wenn sich die Muskeln im ganzen Gesicht mehr und mehr entspannen ... Lasse ganz locker ...

4. Und wir gehen weiter zu den Schultern.

Anspannung (5 bis 7 Sekunden):

Ziehe die Schultern ganz hoch, sodass die Schultern die Ohren fast berühren. Jetzt ...

Achte darauf, wie sich die Spannung anfühlt ...

Entspannung (etwa 30 Sekunden):

Und loslassen. Lasse die Schultern locker herabsinken, lasse ganz los. Achte auf den Unterschied zwischen An- und Entspannung. Spüre, wie sich die Entspannung in den Schultern anfühlt ... Lasse die Muskeln ganz locker ...

5. Nun wandern wir zum Rücken und zum Bauch.

Anspannung (5 bis 7 Sekunden):

Hole tief Luft, ziehe die Schultern nach hinten zusammen und ziehe den Bauch ein. Jetzt ... Spüre das Spannungsgefühl in den Muskeln ...

Entspannung (etwa 30 Sekunden):

Und loslassen. Atme aus, lasse den Rücken und den Bauch ganz locker. Atme ruhig weiter. Achte auf den Unterschied zwischen An- und Entspannung. Konzentriere dich auf das entspannte Gefühl im ganzen Oberkörper ... Lasse alle Muskeln ganz los ...

6. Und nun zum rechten Bein.

Anspannung (5 bis 7 Sekunden):

Hebe das rechte Bein vom Sitz leicht hoch, ziehe die Zehenspitze zu dir heran und drehe den Fuß leicht nach innen. Jetzt ...

Spüre, wie fest und hart die Muskeln sind ...

Entspannung (etwa 30 Sekunden):

Und loslassen. Stelle das Bein wieder in einer ganz bequemen Position ab und lasse alle Muskeln ganz locker. Achte auf den Unterschied zwischen An- und Entspannung. Spüre, wie sich die Entspannung vom Oberschenkel bis in die Zehen anfühlt ... Lasse ganz los ...

7. Nun weiter zum linken Bein.

Anspannung (5 bis 7 Sekunden):

Hebe das linke Bein vom Sitz leicht hoch, ziehe die Zehenspitze zu dir heran und drehe den Fuß leicht nach innen. Jetzt ...

Spüre, wie fest und hart die Muskeln sind ...

Entspannung (etwa 30 Sekunden):

Und loslassen. Stelle das Bein wieder in einer ganz bequemen Position ab und lasse alle Muskeln ganz locker. Achte auf den Unterschied zwischen An- und Entspannung. Spüre, wie sich die Entspannung vom Oberschenkel bis in die Zehen anfühlt ... Lasse ganz los ...

Spüre die angenehme Entspannung im ganzen Körper ...

Reise durch den Körper

Bevor wir die Übung beenden, machen wir noch einmal ohne Anspannungsübungen eine Reise durch den ganzen Körper. Versuche dabei, die Muskeln noch ein wenig mehr loszulassen und achte auf das Gefühl der Entspannung.

Wir beginnen die Reise bei den Händen ... achte auf das Gefühl in den Händen ..., den Unterarmen, ... den Oberarmen ... Wir wandern weiter über die Schultern zum Kopf und Gesicht ... spüre, wie sich die Stirn anfühlt, die Augen, die Wangen, der Mund ... der Mund kann leicht geöffnet sein ... Wir gehen weiter zu Hals und Nacken ... spüre, ob du ein wenig mehr loslassen kannst ... Wir wandern weiter zu Brust und Bauch ... fühle, wie sich beim Einatmen Brust und Bauch leicht heben und beim Ausatmen senken und entspannen ... Weiter zu den Beinen ..., von den Oberschenkeln ..., über die Unterschenkel ... zu den Füßen ...

Die Entspannung kann sich mehr und mehr ausdehnen und tiefer und tiefer werden ...

Beenden der Übung

Nun werden wir die Übung langsam wieder beenden. Atme noch einmal tief ein und aus ... und noch mal ein ... und aus ... Recke dich, räkle dich, ... strecke deine Arme und Beine, ... und dann öffne langsam die Augen. Du kannst noch ein wenig ruhig sitzen bleiben.

4.2.2 Sensorischer Entspannungszugang für Kinder und Jugendliche: Schildkröten-Fantasie-Verfahren

Kinder und Jugendliche können häufig sehr gut von sensorischen Imaginationsübungen profitieren – ein Beispiel hierfür sind die Schildkröten-Fantasie-Verfahren.

Instruktion: Schildkröten-Fantasie-Verfahren (aus Petermann & Petermann, 2020, S. 366 f.)[5]

Schildkröten-Fantasie-Beispiel

„Die Schildkröte liegt gerne in der warmen Sonne. Sie hat einen Panzer, der sie schützt, in den sie ihren Kopf sowie Vorder- und Hinterbeine einziehen kann. Die Schildkröte ist ein ruhiges Tier und gibt keinen Laut von sich. Aber sie hat gute Augen und kann deshalb alles, was um sie herum passiert, genau beobachten. Die Schildkröte hört auch gut und bemerkt viele Dinge früher als ein Tier, das viel Krach macht."

Der Trainer fordert anschließend die Kinder auf, sich in eine Schildkröte einzudenken. Sie sollen die Schildkröte nachahmen, also langsam laufen, aufmerksam ihre Umwelt betrachten, genau auf den Trainer hören. Wenn ein Kind sich nicht an die Instruktionen des Trainers halten kann, muss es sich wie eine Schildkröte in seinen Panzer zurückziehen, das heißt unbeweglich innehalten, bis es wieder die Erlaubnis erhält, aus dem Panzer herauszukommen.

Die zentralen Instruktionen lauten: „Ich will nicht schneller gehen als eine langsame Schildkröte, langsame Schildkröte!" – „Ich will keinen Laut sagen, wie eine leise Schildkröte, leise Schildkröte!" – „Ich bin eine leise und langsame Schildkröte!"

4.2.3 Imaginativer Entspannungszugang bei Kindern: Kapitän-Nemo-Geschichten

Fantasiegeschichten zur Entspannung

Aufgrund ihres imaginativen Charakters sind Entspannungsgeschichten ein für Kinder gut geeignetes Entspannungsverfahren. Um Entspannungsprozesse einzuüben, ist es wichtig, die Geschichten regelmäßig ohne Variationen anzuwenden und eine feste Struktur beizubehalten. Die *Kapitän-Nemo-Geschichten* sind solche Entspannungsgeschichten und eignen sich besonders für Kinder von circa fünf bis zwölf Jahren. Dabei wird mit dem Fantasiebild

5 Abdruck erfolgt mit freundlicher Genehmigung von © 2020 PVU Psychologie Verlags Union in der Verlagsgruppe Beltz, Weinheim Basel.

des Kapitän Nemo als Leitfigur gearbeitet. Dieser wird stets in eine Handlung integriert und erlebt verschiedene Abenteuer. Die Kinder sollen sich vorstellen, dass sie zusammen mit Kapitän Nemo auf einer Reise durch die Weltmeere mit dem Unterwasserboot „Nautilus" unterwegs sind. Dabei werden Bilder gewählt, die Gefühle von Wohlbefinden und Entspannung hervorrufen sollen. Als wiederkehrende Elemente werden die Leitfigur „Kapitän Nemo", eine Unterwasserwelt, das Unterwasserboot „Nautilus", Unterwasserausflüge, Taucheranzug und -ausrüstung sowie der Kapitän-Nemo-Spruch „Nur ruhig Blut, dann geht alles gut!" gewählt (U. Petermann, 2019).

Kapitän-Nemo-Geschichten

Der Korallenwald (aus U. Petermann, 2019, S. 37–39)

Vorbereitungen für den ersten Unterwasserausflug

Stelle dir vor, du bist von Kapitän Nemo in sein Unterwasserboot Nautilus eingeladen worden. Ihr fahrt gemeinsam durch alle Weltmeere und seht viele wunderschöne Dinge unter Wasser. Die schönsten Stunden sind immer die, wenn Kapitän Nemo dich auf seine Unterwasserausflüge mitnimmt.

Dazu ziehst du einen speziellen Taucheranzug an. Er hat eine besondere Wirkung auf dich. Du merkst schon beim Anziehen, dass du vollkommen ruhig wirst.

Zuerst steigst du mit einem Bein in den Taucheranzug. Du merkst und sagst zu dir: Mein Bein ist ganz ruhig. Dann kommt das andere Bein dran. Auch dieses Bein wird ganz ruhig. Du sagst zu dir: Mein anderes Bein ist ganz ruhig. Du ziehst deinen Taucheranzug über den Po und den Rücken herauf. Dann schlüpfst du mit dem einen Arm in den Taucheranzug und du sagst zu dir: Mein Arm ist ganz ruhig. Du ziehst den anderen Arm an und er wird auch vollkommen ruhig. Du sagst zu dir: Mein anderer Arm ist ganz ruhig. Du ziehst noch die Kapuze über den Kopf und machst den Reißverschluss vorne zu. Jetzt bist du von dem Taucheranzug rundherum eingehüllt und geschützt. Du fühlst dich in dem weiten und bequemen Taucheranzug wohl, sicher und vollkommen ruhig.

Zum Schluss ziehst du noch die Schwimmflossen an, setzt die Taucherbrille auf und Kapitän Nemo hilft dir, das Sauerstoffgerät auf den Rücken zu nehmen. Du nimmst das Mundstück in den Mund, so wie es dir Kapitän Nemo gezeigt hat, und jetzt bist du für den Unterwasserausflug mit Kapitän Nemo bereit.

Der erste Unterwasserausflug: Der Korallenwald

Nacheinander gleiten Kapitän Nemo und du durch die Einstiegsluke des Nautilus ins Wasser. Du landest weich auf dem feinen, weißen Sand des Meeresbodens. Heute will dir Kapitän Nemo einen Korallenwald zeigen.

Er führt dich durch die Unterwasserwelt, in der es viele wundersame Tiere gibt. Das Wasser ist hell, warm und sonnendurchflutet; Steine und Fische leuchten in bunten Farben. Die Fische schwimmen ruhig und sicher an dir vorbei. Du fühlst dich ebenfalls vollkommen ruhig und sicher, denn du hast deinen schützenden Taucheranzug an, der dich ganz einhüllt.

So gleitest du neben Kapitän Nemo durch das Wasser. In der Ferne siehst du plötzlich Farben leuchten. Ihr schwimmt darauf zu. Ein kleiner heller Wald taucht vor dir auf. Seine Bäume haben weiße und orangene Äste, aber keine Blätter. Andere Bäumchen schimmern in den Farben Rot und Lila. Zwischen den kleinen Ästen und Zweigen siehst du rote Blumen, die im Wasser hin- und herbewegt werden. Dadurch öffnen und schließen sich ihre Blütenkelche immer wieder. Die Pflanzen im Korallenwald haben schöne Namen, die dir Kapitän Nemo vor dem Unterwasserausflug gesagt hat: Seerosen, Erdbeerrosen, Seenelken, Seeanemonen.

Je näher du darauf zukommst, umso mehr erscheint es dir, als ob diese Blumen lebendig seien. Langsam lassen sie im Wasser ihre Äste und Arme hin- und herpendeln, als ob sie sehr schwer wären. Da bemerkst du, dass deine Arme im Wasser auch auf besondere Art schwer werden. Du sagst zu dir: Mein einer Arm ist auf besondere Art im Wasser schwer! Mein einer Arm ist auf besondere Art schwer! Du schaust auf die Blumen und Bäumchen des Korallenwaldes, die langsam hin- und herpendeln, als ob sie eine sehr schwere Last zu tragen hätten. Auch bei deinem anderen Arm stellst du die besondere Schwere fest und du sagst zu dir: Mein anderer Arm ist auf besondere Art im Wasser schwer! Mein anderer Arm ist auf besondere Art schwer!

Du bist nun ganz dicht an einige Korallen herangeschwommen und berührst die Blumen vorsichtig. Kapitän Nemo zeigt dir, welche du berühren darfst. Du hast dabei ein schönes Gefühl in den Fingerspitzen. Es ist, als ob dich jemand leicht und liebevoll streicheln würde. Du schwimmst ruhig und sicher hinter Kapitän Nemo her zu einem nächsten Korallenhügel. Dabei spürst du wieder die besondere Wirkung des Wassers. Du sagst zu dir: Meine beiden Arme sind auf besondere Art im Wasser schwer! Meine beiden Arme sind auf besondere Art schwer!

Kapitän Nemo gibt dir das Zeichen, dass ihr zum Unterwasserboot Nautilus zurückschwimmen müsst. Ihr verlasst den Korallenwald. Du schaust dich zum Abschied noch einmal nach den Korallenblumen und -bäumchen um. Du hast den Eindruck, als ob die Blumen dir zum Abschied zuwinken würden. Dabei sagst du noch einmal zu dir: Ich bin ganz ruhig und meine beiden Arme sind auf besondere Art im Wasser schwer! Ich bin ganz ruhig und meine beiden Arme sind auf besondere Art schwer! Dies fällt dir automatisch ein, wenn du die Blumen und Bäumchen des Korallenwaldes betrachtest. Durch das helle, warme Wasser schwimmt ihr zum Unterwasserboot Nautilus zurück. Du freust dich, dass euch ein paar Fische aus dem Korallenwald noch ein Stück begleiten. Da taucht das Unterwasserboot vor euch auf. Ruhig, sicher und auf besondere Art angenehm schwer schwimmst du darauf zu. Beim Nautilus angekommen, steigst du durch die Luke in das Unterwasserboot hinein.

Willst du nicht einschlafen, weil du z.B. nun Hausaufgaben erledigen möchtest, dann geht die Geschichte so zu Ende:

Es ist so, als ob du aus einem schönen Traum erwachen würdest. Du beugst und streckst deine Arme. Nun holst du tief Luft und atmest sie langsam wieder aus, und du atmest noch einmal tief ein und wieder aus.

Wenn dir jemand die Geschichte vorgelesen hat und du mit geschlossenen Augen zugehört hast, dann wird es nun höchste Zeit, die Augen wieder zu öffnen.

Stehe nicht sofort auf, sondern warte noch einen Moment und richte dich dann erst langsam auf.

4.3 Kombination mit anderen therapeutischen Ansätzen und Einbettung in die Gesamtbehandlung

Entspannungsmethoden können in der Regel problemlos mit anderen therapeutischen Interventionen kombiniert werden – manche „klassischen" Therapieverfahren, wie z.B. die systematische Desensibilisierung, stellen per se Kombinationen von Entspannung mit anderen Methoden dar (im Falle der systematischen Desensibilisierung: Entspannung und graduierte Exposition). Aus den vorangehenden Erörterungen geht hervor, dass Entspannungsmethoden nur sehr selten als einziges Behandlungselement eingesetzt werden dürften – dies ist nur dann der Fall, wenn davon ausgegangen werden kann, dass die Störung ausschließlich durch physiologische Übererregung aufrechterhalten wird und dass Entspannungsmethoden die Vorgehensweise der Wahl sind. In den meisten Fällen sind jedoch weitere Therapieelemente indiziert, die im Rahmen eines mehr oder weniger komplexen Behandlungsplans zum Einsatz kommen.

Im Bereich der Prävention und Gesundheitsförderung lassen sich „monothematische" Kurse (siehe zu AT z.B. Krampen, 2012a; zu PMR z.B. Krampen, 2012b), die ausschließlich das Ziel der Vermittlung von Entspannungsfertigkeiten anstreben, von multimodalen Stressbewältigungskursen abgrenzen. In Letzteren finden sich neben Entspannung noch andere Therapieelemente wie kognitive Umstrukturierung, Problemlösetraining, Genusstraining sowie optionale Module (z. B. Sport, soziales Netz, Zeitmanagement).

Entspannung mithilfe des 7-Phasen-Modells in die Psychotherapie integrieren

Die Einbettung von Entspannungsmethoden in das gesamte therapeutische Behandlungskonzept hängt von verschiedenen Faktoren ab: Neben der Diagnose und Indikationsstellung sind hier an erster Stelle motivationale Aspekte zu nennen – das Erlernen einer Entspannungsmethode erfordert Zeit und Geduld und ein gewisses Durchhaltevermögen, da die kurzfristigen Konsequenzen zunächst häufig negativ sind (Zeitaufwand, Langeweile) und sich die erwünschten entspannenden Effekte häufig erst später einstellen. Zur Behandlungsplanung bietet sich das von Kanfer, Reinecker und Schmelzer (2012, S. 112) vorgeschlagene 7-Phasen-Modell an (vgl. Kasten). Im Gegensatz zu einem verkürzten Pragmatismus (z. B. „Probieren wir doch mal aus, ob Entspannung hilft") liegt diesem Modell die Annahme zugrunde, dass vor der Durchführung der therapeutischen Interventionen (in diesem Fall: eines Entspannungsverfahrens) zunächst eine Reihe von Voraussetzungen geschaffen werden müssen: Diese betreffen u. a. den Aufbau von Änderungs- bzw. Therapiemotivation, das Erarbeiten eines gemeinsamen Verständnisses der Situation bzw. Problemlage und die Vereinbarung von Therapiezielen. Auch nach (erfolgreicher) Implementierung einer Entspannungsmethode sollten die therapeutischen Fortschritte evaluiert werden und im Hinblick auf die langfristige Sicherung der Therapieerfolge entsprechende Schritte unternommen werden. Der folgende Kasten zeigt die von Kanfer et al. (2012) beschriebenen Phasen – diese werden in der Regel nicht linear durchlaufen, sondern je nach Therapieverlauf ist eine Rückkehr zu „früheren" Phasen sinnvoll und notwendig; beispielsweise wird bei Motivationsproblemen auch in späteren Therapiephasen auf Interventionen der Phase 2 rekurriert.

7-Phasen-Modell nach Kanfer et al. (2012)

1. Eingangsphase: Schaffung günstiger Ausgangsbedingungen
2. Aufbau von Änderungsmotivation und vorläufige Auswahl von Änderungsbereichen
3. Verhaltensanalyse und funktionales Bedingungsmodell
4. Vereinbaren therapeutischer Ziele
5. Planung, Auswahl und Durchführung spezieller Methoden
6. Evaluation therapeutischer Fortschritte
7. Endphase: Erfolgsoptimierung und Abschluss der Therapie

Die einzelnen Phasen des Modells werden im Folgenden mit dem Schwerpunkt auf das Erlernen von Entspannung mittels einer Entspannungsmethode gelegt – zu beachten ist dabei, wie erläutert, dass Entspannung im Rahmen eines komplexen Behandlungsplans zum Einsatz kommt.

4.3.1 Schaffung günstiger Ausgangsbedingungen (für Entspannung)

Phase 1: Schaffung günstiger Ausgangsbedingungen

Zu Beginn der Behandlung steht (abhängig vom jeweiligen Setting) die Schaffung günstiger Ausgangsbedingungen im Zentrum – es soll eine gute Arbeitsbeziehung hergestellt werden, die therapeutische Rolle sollte klar definiert werden und die äußere Therapiesituation sollte so gut wie möglich gestaltet werden. Der spezifische Bezug auf Entspannungsmethoden liegt hier nur dann vor, wenn das Setting klar auf Entspannung abzielt (z. B. ein Entspannungstraining besucht wird). In umfassenderen therapeutischen Behandlungen wird Entspannung erst im weiteren Verlauf als ein (mögliches) Behandlungselement eingeführt, insbesondere dann, wenn beim ersten Screening von Eingangsbeschwerden Anspannungszustände bzw. Schwierigkeiten zu Entspannen deutlich werden.

4.3.2 Aufbau von Änderungsmotivation und vorläufige Auswahl von Änderungsbereichen

Phase 2: Änderungsmotivation und Änderungsbereiche

Auf den ersten Blick scheint es paradox, in der Behandlung Änderungsmotivation herstellen zu müssen – zumindest bei Patient*innen, die sich selbstständig und freiwillig in psychotherapeutische Behandlung begeben. Die therapeutische Erfahrung lehrt allerdings, dass der Motivation eine besondere Bedeutung zukommt – nicht zuletzt, weil die finanziellen und zeitlichen „Investitionen" in eine Behandlung häufig hoch sind. Bezogen auf Anspannung bzw. Entspannung kann es beispielsweise der Fall sein, dass eine Patientin der Meinung ist, dass sie „zu angespannt" sei, die Behandlungserwartung aber lediglich die Einnahme eines schnell wirksamen Medikaments „im Notfall" beinhaltet. In dieser Phase können Pro-Contra-Listen eingesetzt werden, um die Vor- und Nachteile von Veränderungen herauszuarbeiten und der Patientin die Möglichkeit zu geben, eine fundierte Entscheidung über anzustrebende Änderungen zu treffen. Es bietet sich hier beispielsweise eine Analyse an, wie sich Anspannung auf zentrale Lebensbereiche der Patientin auswirkt (z. B. „Ich bin oft so angespannt und gestresst, dass ich die gemeinsame Zeit mit meinen Kindern gar nicht genießen kann."). Diese motivationale Vorarbeit ist bedeutsam, da das Erlernen eines Entspannungsverfahrens vergleichsweise zeitintensiv ist. Besonders bei Vorliegen motivationaler Ambivalenzen kann das „Transtheoretische Modell" (TTM) hilfreich sein, da es eine Anpassung der psychologischen Intervention an die individuelle Situation der betroffenen Person bzw. deren Motivation zur Veränderung vorsieht. Gerade bei geringer oder nicht vorhandener Änderungsmotivation stellt die Technik der „Motivierenden Gesprächsführung" eine hilfreiche Möglichkeit dar, um bestehende Ambivalenzen hinsichtlich einer möglichen Verhaltensänderung aufzulösen.

In diesem Zusammenhang sollten auch mögliche unerwünschte Wirkungen von Veränderung in den Blick genommen werden – im Fall der besseren Bewältigung von Anspannungssituationen kann dies bedeuten, Überforderungssituationen künftig zu minimieren, was durchaus Auswirkungen auf den beruflichen Bereich haben kann.

4.3.3 Verhaltensanalyse und funktionales Bedingungsmodell

Phase 3: Verhaltensanalyse und funktionales Bedingungsmodell

In dieser Phase erarbeiten die*der Therapeut*in und die*der Patient*in gemeinsam ein Modell, dass das Auftreten und die Aufrechterhaltung von Problemen erklären kann. In der Regel spielen dabei sowohl biologische und psychologische als auch soziale Aspekte (im Rahmen eines bio-psycho-sozialen Modells) eine Rolle. Für den Bereich „hohe Anspannung" können biologische Faktoren (vgl. Kapitel 2.1.2) ebenso bedeutsam sein wie psychologische und soziale Anforderungssituationen. In diesem Bereich kommt auch der Psychoedukation eine besondere Bedeutung zu, da die*der Therapeut*in auf der Basis ihres wissenschaftlichen Verständnisses des Problems der*dem Patient*in Informationen gibt. Dabei werden in der Regel wichtige Informationen aus dem Theorieteil (vgl. Kapitel 2) berücksichtigt. Wichtig dabei ist, das jeweilige Verständnisniveau der Patient*innen für die Analyse einzubeziehen – eine fundierte Auseinandersetzung mit den physiologischen Grundlagen von Stress und Anspannung kann hilfreich sein, für viele Patient*innen genügen aber relativ einfache Modelle (z. B. „Ich stehe die ganze Zeit unter Dampf und muss lernen, auch mal wieder abzuschalten."). Für die Vermittlung der funktionalen Zusammenhänge können Metaphern sehr hilfreich sein. Dabei sollte, wenn möglich, an idiosynkratischen metaphorischen Konstruktionen der Patient*innen angesetzt werden. Bereits der Begriff „Stress" stellt in diesem Sinne eine aus der Materialwirtschaft übernommene Metapher dar. Am Ende dieser Phase sollte ein gemeinsames Verständnis der Problematik stehen, die die weitere Zusammenarbeit leitet. Selbstverständlich unterliegt das funktionale Modell im Laufe der Behandlung wiederholten Verfeinerungen und Überarbeitungen; teilweise muss dies auch komplett revidiert werden, wenn neue relevante Information ans Licht kommt.

4.3.4 Vereinbaren therapeutischer Ziele

Phase 4: Therapeutische Ziele

Vor dem Hintergrund der in den vorangegangenen Phasen gesammelten Informationen werden dann therapeutische Ziele vereinbart. Diese sollten klar im Kontext von Anspannung und Entspannung benannt und operationalisierbar sein (z.B. „Ich möchte meine Entspannungsfähigkeit verbessern."). Wichtig ist, dass die*der Patient*in sich freiwillig für die Ziele entscheidet und eine persönliche Verpflichtung, diese Ziele zu erreichen, eingeht („Commitment"). Die besondere Bedeutung dieses Commitments ergibt sich daraus, dass bei Schwierigkeiten (im Erlernen der Entspannungsmethode) immer wieder darauf Bezug genommen werden kann (z.B. „Ja, es ist wirklich nicht einfach, jeden Tag in der Woche 45 Minuten PMR-Übungen zu machen, gleichzeitig habe ich mich dafür entschieden, das Ziel einer besseren Entspannungsfähigkeit zu verfolgen."). Für Therapeut*innen ist es besonders wichtig, sich zu vergegenwärtigen, dass die Ziele durch die Patient*innen festgelegt wurden – gerade bei Schwierigkeiten im Verlauf kann sonst eine Konstellation entstehen, in der die*der (unmotivierte) Patient*in keinen Sinn darin sieht, weiterhin unangenehme therapeutische Interventionen umzusetzen und die*der Therapeut*in zunehmend Druck entfaltet, die*der Patient*in möge doch wie besprochen die Entspannungsübungen regelmäßig machen.

4.3.5 Planung, Auswahl und Durchführung spezieller Methoden

Phase 5: Spezifische Methoden

Nachdem die Entscheidung gefallen ist, dass Entspannung im Rahmen der Behandlung eingeübt werden soll, stellt sich die Frage, welche Methode dazu gewählt wird und wie diese implementiert wird. Im Kapitel 3.1 zur Indikationsstellung hatten wir uns schon ausführlich mit zentralen Aspekten dieser Frage beschäftigt – diese sollen hier nur noch einmal kurz zusammenfassend dargestellt werden. Für die Planung ist selbstverständlich das Setting von herausragender Bedeutung: Gibt es ein Gruppenangebot, das die*der Patient*in begleitend zur Therapie in Anspruch nehmen kann? Gibt es im Rahmen eines umfassenderen Behandlungssettings entsprechende Angebote? Verfügt die*der Patient*in über entspannungsbezogene Ressourcen, die gegebenenfalls reaktiviert werden können? Die Auswahl einer bestimmten Entspannungsmethode hängt von mehreren Faktoren ab: (1) Der verfügbaren wissenschaftlichen Evidenz für die jeweiligen Problembereiche (vgl. Kapitel 5), (2) der persönlichen Präferenz der zu behandelnden Person, (3) der fachlichen Einschätzung der*des Therapeut*in. Zur Durchführung ist – wiederum abhängig vom jeweiligen Setting – von großer Bedeutung, dass das Erlernen der Entspannungsmethode eine zentrale Rolle im jeweiligen Behandlungsabschnitt spielt: Das Erlernen von Entspannungsfähigkeit ist eine komplexe Aufgabe, die Zeit und Energie benötigt. Eine unzureichend gründliche Implementierung birgt die Gefahr, dass das Potenzial der Entspannungsverfahren nicht ausgeschöpft werden kann. In diesem Zusammenhang berichten einige Patient*innen, dass sie in der Vergangenheit schon frustrierende Erfahrungen mit Entspannungsverfahren gesammelt haben (z. B. „Habe ich schon während meiner Reha vor 3 Jahren gemacht, hat nichts gebracht."). In diesem Fall sollte darauf hingewiesen werden, dass Entspannungsmethoden nur durch regelmäßiges Üben ihre Wirkung entfalten können (z. B. „Mit Entspannungsverfahren ist es wie mit Antibiotika: Sie müssen regelmäßig durchgeführt werden, um zu wirken.").

4.3.6 Evaluation therapeutischer Fortschritte

Phase 6: Evaluation des Fortschritts

Während des Erlernens einer Entspannungsmethode sollte zunächst kontinuierlich evaluiert werden, ob bzw. wie regelmäßig die Übungen durchgeführt werden und welche Erfahrungen damit gemacht werden (hierzu bietet sich beispielsweise das im Anhang auf S. 104 abgedruckte Protokoll an). Angenehme wie unangenehme Erfahrungen während der Durchführung der Übungen sollten thematisiert werden – die grundsätzliche Haltung dabei ist (mit Ausnahme des Auftretens gravierender negativer Wirkungen), dass die Übungen unabhängig davon regelmäßig durchgeführt werden sollen, ob sie zunächst die erwünschte Wirkung haben. Hier können Analogien zu anderen Tätigkeiten, die zunächst unangenehm sind, aber langfristig positive Wirkungen haben, gezogen werden:

> Entspannungsverfahren unterscheiden sich nicht grundlegend von anderen Tätigkeiten, die neu erlernt werden – vielleicht haben Sie schon einmal Ausdauertraining oder Muskelaufbau gemacht: auch hier sind viele Stunden der Übung notwendig, bevor Sie die erwünschten Ergebnisse sehen.

Nach einigen Wochen sollte exploriert werden, ob die*der Patient*in Änderungen der Anspannungswahrnehmung während der Übungen und im Alltag erlebt. Es ist ebenfalls möglich, die im Diagnostik-Abschnitt kurz vorgestellten Instrumente erneut vorzulegen und mit der*dem Patient*in gemeinsam zu prüfen, ob es zu erwünschten Veränderungen gekommen ist.

4.3.7 Endphase: Erfolgsoptimierung und Abschluss der Entspannungsmethode

Phase 7: Erfolgsoptimierung und Abschluss

Am Ende der Phase des Erlernens der Entspannungsmethode sollte geprüft werden, ob Veränderungen eingetreten sind, und es sollte besprochen werden, ob und in welcher Form Entspannungsübungen ein weiterer Bestandteil des Lebens bleiben sollen. In welchem Umfang dies erfolgen kann und soll ist individuell festzulegen: Einzelne Menschen profitieren davon, mehrmals pro Woche kürzere Entspannungsübungen durchzuführen, für andere Menschen stellen diese Übungen eine Unterstützung in schwierigen Lebensphasen dar. Auch hier kann wieder auf Analogien zu sportlichen Aktivitäten hingewiesen werden:

Wie schon vor einigen Sitzungen gesagt, ist es mit Entspannung ähnlich wie mit Sport: Durch regelmäßiges Üben stellen sich erwünschte Wirkungen ein. Um diese dauerhaft zu sichern, ist es notwendig, auch weiterhin regelmäßig zu üben.

In der Regel sind die langfristig eingesetzten Übungen kürzer und können durch die vorangegangenen Übungen besser „abgerufen" werden. Es empfiehlt sich auch, im Alltag regelmäßige Entspannungsrituale zu verankern, beispielsweise am Morgen nach dem Aufstehen eine kurze Entspannungsübung durchzuführen. Auch im weiteren Verlauf der Behandlung sollte Entspannung und die Entspannungsmethode regelmäßig thematisiert werden.

4.4 Probleme bei der Durchführung

Bei der Durchführung von Entspannungsübungen können eine Reihe von Problemen auftreten – einzelne wurden bereits kurz im Rahmen des Phasenmodells von Kanfer et al. (2012) erwähnt (vgl. Kapitel 4.3), weitere werden hier aufgegriffen.

4.4.1 Organisation der Rahmenbedingungen

Vermittlung von Entspannung im ambulanten und stationären Setting

Wie in Kapitel 4.1.1 dargestellt, bietet es sich an, Entspannungsmethoden im Gruppensetting einzuüben. Je nach Rahmenbedingungen der psychotherapeutischen Arbeit kann dies einfacher oder auch schwerer sein: Im ambulanten Setting dürften im Rahmen der Einzelbehandlung selten genügend Patient*innen für eine geschlossene Gruppe (d.h. die Gruppe bleibt von Anfang bis Ende des Programms zusammen) vorhanden sein. Hier bietet es sich an, mit Kolleg*innen zu kooperieren. Das Einüben einer Entspannungsmethode im Rahmen der Einzeltherapie ist insofern herausfordernd, dass die eigentlichen Übungen viel Zeit benötigen. Hier bietet es sich an, in der Sitzung die einzelnen Übungen kurz mit der*dem Patient*in durchzuführen und dann mittels Audiodatei als Hausaufgaben mitzugeben. Die Durchführung der Übungen (Regelmäßigkeit, Erfahrungen) kann dann jeweils zu Beginn der folgenden Sitzung im Rahmen der Besprechung der Hausaufgaben thematisiert werden.

Im stationären Setting (psychiatrische Klinik, psychosomatische oder verhaltensmedizinische Klinik, Suchttherapie) gehören Entspannungsmethoden zum Regelangebot; die Patient*innen werden den Gruppen bei Vorliegen einer entsprechenden Indikation zugeteilt. Idealerweise wird die Entspannungsmethode im Rahmen einer geschlossenen Gruppe vermittelt, die die wesentlichen Elemente über eine Zeit von mindestens sechs bis acht Sitzungen bearbeitet (Psychoedukation zu Stress, Vermittlung des Entspannungsrationals, Durchführung der Übungen, Besprechung der Hausaufgaben). Dies setzt allerdings eine relativ große Zahl an Patient*innen voraus (oder eine synchrone Aufnahme und Abreise). In vielen Kliniken wird deshalb aus organisatorischen Gründen auf halbgeschlossene Gruppen (bei denen einzelne einführende Sitzungen im geschlossenen Gruppenverband durchgeführt werden und die weiteren Sitzungen mit den übrigen Patient*innen gemeinsam) oder offene Gruppen zurückgegriffen. In offenen Gruppen wird ein weitgehend standardisiertes Angebot gemacht, das alle Patient*innen besuchen können. Der Nachteil dieses Vorgehens liegt darin, dass die notwendige Vermittlung des Rationals nur unzureichend umgesetzt wird.

4.4.2 Motivation

Verhaltensanalyse und Bearbeiten von Ambivalenz zur Stärkung der Motivation

Wie in Kapitel 4.3 hervorgehoben wurde, ist die Herstellung einer Behandlungsmotivation gerade beim Erlernen einer Entspannungsmethode von entscheidender Bedeutung: Die für das Erlernen notwendige regelmäßige Durchführung der Übungen ist häufig schwierig. Hier sollte zunächst darauf hingewiesen werden, dass solche Motivationsprobleme völlig normal sind (z. B. „Ja, es ist nicht einfach, sich regelmäßig Zeit für die Übungen zu nehmen.") und bei Bedarf eine Verhaltensanalyse durchgeführt werden (z. B. „Lassen Sie uns mal schauen, was Sie im Laufe der vergangenen Woche daran gehindert hat, die Übungen durchzuführen."). Je nachdem, was sich im Rahmen der Verhaltensanalyse ergibt, können Strategien besprochen werden – beispielsweise haben viele Patient*innen Schwierigkeiten, sich die Zeiträume zu nehmen und gegen Ansprüche der Familie durchzusetzen. Hier kann im Rollenspiel eingeübt werden, wie gegenüber der Familie vertreten wird, dass während der Übungen keine Störungen erfolgen (z. B. „Ich habe dir ja gesagt, dass ich im Rahmen meiner Therapie in den kommenden Wochen eine Entspannungsmethode lernen werde. Dazu benötige ich pro Tag 40 Minuten, die ich nicht gestört werde. Bitte kümmere dich während dieser Zeiten um die Kinder."). Dabei zeigen sich gelegentlich Defizite in der sozialen Kompetenz, solche Bedürfnisse einzubringen, die dann therapeutisch aufgegriffen werden können.

Wenn sich überdauernd Motivationsprobleme zeigen, ist es in der Regel sinnvoll, die Motivation erneut zu thematisieren – dazu sollte zunächst exploriert werden, weshalb das Ziel „Erlernen einer Entspannungsmethode“ vereinbart wurde und ob sich an diesem Ziel etwas geändert hat. In der Regel zeigt sich dabei, dass die*der Patient*in eine gewisse Ambivalenz erlebt: Einerseits würde sie*er gerne Entspannung erlernen, andererseits sind die regelmäßigen Übungen lästig und zeitintensiv. An diese Stelle ist es wichtig, dass die*der Therapeut*in in dieser „Ambivalenzwippe“ nicht uneingeschränkt den positiven Pol besetzt, da sonst von Seiten der*des Patient*in Reaktanz zu erwarten ist. Stattdessen sollte noch einmal die Pro-Contra-Liste besprochen und darauf hingewiesen werden, dass es bei Verhaltensänderungen häufig darum geht, kurzfristig unangenehme Dinge in Kauf zu nehmen, um langfristig positive Veränderungen zu erzielen. Im Sinne der motivierenden Gesprächsführung kann die*der Therapeut*in auch bewusst eine Gegenposition einnehmen (z. B. „Wenn ich es richtig sehe, kommen Sie auch ohne Entspannung gut zurecht …“).

5 Empirische Evidenzen, Effektivität und Prognose

Die Beurteilung der empirischen Evidenzen sowie Effektivität und Prognose von Entspannungsmethoden wird durch den Sachverhalt erschwert, dass diese häufig im Kontext komplexerer Behandlungsangebote in Kombination mit anderen Behandlungselementen durchgeführt werden und nur wenige Studien mit „Dismantling Designs" vorliegen. Darüber hinaus liegen Ergebnisse für die verschiedenen vorher genannten Methoden für eine Vielzahl unterschiedlicher Fragestellungen und Indikationen vor.

Entspannungsmethoden sind häufig Teil komplexer Therapieprogramme

5.1 Effektivität von Entspannungsmethoden

Es liegen eine Vielzahl empirischer Studien und Metaanalysen für die einzelnen Entspannungsmethoden bezogen auf viele verschiedene körperliche und psychische Störungen vor. Eine kurze Literaturübersicht (vgl. Tabelle 5) zeigt, dass für die wichtigsten Entspannungsverfahren sowohl in Medline als auch in PsychInfo jeweils teils deutlich über 1.000 Zitationen vorhanden sind. Auch auf der Ebene der (systematischen) Übersichtsarbeiten existiert eine Vielzahl an Publikationen.

Tabelle 5: Anzahl der Publikationen zu verschiedenen Entspannungsverfahren, in Klammern jeweils mit „and review" (Stand: 18.08.2020)

Suchbegriffe	MEDLINE	APA PsychInfo
Progressive muscle relaxation	1.560 (101)	1.741 (117)
Autogenic training	1.256 (61)	1.065 (77)
Mindfulness-based stress reduction	1.191 (256)	1.366 (252)
Hypnosis	29.947 (895)	18.040 (2.762)
Breathing exercises	9.240 (655)	1.167 (123)
Yoga	5.470 (1.016)	3.101 (470)

Wir werden hier zunächst Daten zur Wirksamkeit von Entspannungsmethoden bei psychischen Störungen und im Anschluss daran bei körperlichen Erkrankungen darstellen. Die Übersicht zu den empirischen Evidenzen muss an dieser Stelle notwendig selektiv sein. Für jeweils störungsspezifische und aktuelle Ergebnisse empfehlen wir eine kurze Recherche im kostenfreien (englischsprachigen) PubMed-Portal (https://pubmed.ncbi.nlm.nih.gov) sowie zu den aktuellen deutschsprachigen Behandlungsleitlinien, die von der Arbeitsgemeinschaft der Wissenschaftlichen Medizinischen Fachgesellschaften herausgegeben werden (https://www.awmf.org/leitlinien/aktuelle-leitlinien.html).

5.1.1 Effektivität von Entspannungsmethoden bei psychischen Störungen

Wichtige Ergebnisse werden wir im Folgenden auf metaanalytischer Ebene vorstellen und uns schwerpunktmäßig auf Leitlinienempfehlungen beziehen.

5.1.1.1 Störungsübergreifende Ergebnisse

Entspannungsmethoden können zur Besserung verschiedener psychischer und körperlicher Beschwerden beitragen

Stevens, Hynan, Allen, Braun und McCart (2007) untersuchten in einer Metaanalyse, ob komplexere Psychotherapieformen Kontrollbedingungen wie Biofeedback, PMR oder beiden überlegen waren. Sie konnten zeigen, dass komplexere Behandlungen in der Regel mit kleinen inkrementellen Effekten (r=.09) verbunden sind. Dabei war eine relativ kleine Anzahl behavioraler Interventionen für diesen Effekt verantwortlich (r=.15 für diese Studien). Eine sehr umfassende Metaanalyse zu Autogenem Training bei psychischen und körperlichen Erkrankungen konnte bereits 2002 insgesamt 73 kontrollierte Outcome-Studien finden. Es fanden sich mittlere bis große störungsbezogene Effektstärken Prä-Post, wobei die Effekte bei RCTs größer waren. Im Vergleich zu „real control conditions“ fanden sich mittlere Effektstärken, Vergleiche mit anderen psychologischen Interventionen ergaben keine oder kleine negative Effekte. Dieses Befundmuster zeigte sich auch im Follow-Up. Konsistente positive Ergebnisse im mittleren Effektstärkebereich zeigten sich für Spannungskopfschmerz/Migräne, leichte bis mittelschwere essenzielle Hypertonie, koronare Herzkrankheiten, Asthma bronchiale, Somatoforme Schmerzstörung, Raynaud'sche Erkrankung, Angststörungen, leichte bis mittelschwere Depression/Dysthymie und funktionelle Schlafstörungen. Interessanterweise waren die unspezifischen Effekte (auf Stimmung, kognitive Leistungsfähigkeit, Lebensqualität und physiologische Variablen) größer als auf die Haupt-Outcomes.

5.1.1.2 Angststörungen

Entspannungsmethoden als wirksamer Bestandteil der Behandlung von Angststörungen

Bandelow, Reitt, Röver, Michaelis, Görlich und Wedekind (2015) verglichen in einer groß angelegten Metaanalyse die Wirksamkeit von pharmakologischen, psychotherapeutischen und kombinierten Behandlungsansätzen für Angststörungen (Panikstörung, Generalisierte Angststörung, Soziale Angststörung). Insgesamt gingen in die Analyse 234 Studien mit über 37.000 Patienten ein. Insgesamt 17 Studien bezogen sich auf Entspannungsverfahren, die sich mit einer Effektstärke von 1.36 als sehr wirksam zeigten. Die Wirksamkeit lag damit in einer mit anderen psychotherapeutischen Behandlungen vergleichbaren Größenordnung (kognitiv-behaviorale Therapie 1.30, kognitiv-behaviorale Gruppentherapie 1.22). Manzoni, Pagnini, Castelnuovo und Molinari (2008) untersuchten die Wirksamkeit von Entspannungstrainings auf verschiedene Angststörungen. In die Analysen gingen insgesamt 27 Studien ein (sowohl randomisiert-kontrollierte Studien als auch unkontrollierte Studien). Untersucht wurden PMR, Autogenes Training, Angewandte Entspannung und Meditation. Es zeigte sich ein mittelgroßer Effekt (Cohen's d=.57). Die Autor*innen kommen zur Einschätzung, dass unter den Behandlungen Meditation am wirksamsten ist und dass längere Behandlungen mit besserer Wirksamkeit einhergehen. Eine Kombination mit kognitiv-behavioralen Elementen geht ebenfalls mit einer erhöhten Wirksamkeit einher.

Trotz dieser positiven Ergebnisse finden sich in aktuellen Leitlinien zur Behandlung von Angststörungen kaum Empfehlungen, die sich ausschließlich auf Entspannungsmethoden beziehen. Stattdessen werden diese im Rahmen komplexerer Behandlungen zur Verbesserung der Emotionsregulation (etwa bei generalisierter Angststörung) empfohlen. Interessanterweise finden sich Entspannungskomponenten in den meisten verhaltenstherapeutischen Behandlungsmanualen.

5.1.1.3 Affektive Störungen

Entspannungsmethoden wirken sich positiv auf die selbstwahrgenommene Reduktion depressiver Symptomatik aus

Die Wirksamkeit von Entspannungsverfahren bei depressiven Störungen wurde von Jorm, Morgan und Hetrick (2008) in einem Cochrane-Review untersucht. In die Analysen gingen randomisierte und quasi-randomisierte Studien ein, die sich auf progressive Muskelentspannung, Imaginationsbasierte Entspannungsverfahren und Autogenes Training bezogen. Eingeschlossen wurden Studien sowohl an diagnostizierten depressiven Patient*innen als auch an Patient*innen mit hohen Depressions-Scores. Über die insgesamt 11 in die Metaanalyse aufgenommenen Studien zeigte sich, dass sich in 5 Studien auf der Ebene von Selbstberichten eine signifikante Reduktion depressiver Symptome im Vergleich zu inaktiven Kontrollen zeigten. Demgegenüber konnten keine signifikanten Effekte auf Fremdratings gefunden werden.

Zentral ist, dass es in 9 der eingeschlossenen Studien den Befund gab, dass die mit Entspannungsverfahren erzielten Effekte unter denen anderer aktiver psychologischer Verfahren (vor allem kognitiv-behavioralen) lagen.

Dementsprechend kommen zwar Entspannungsverfahren im stationären Setting für die Behandlung akuter depressiver Episoden zum Einsatz (in der Regel für den Umgang mit Symptomen wie Schlaflosigkeit, Angst oder Stress), sie werden jedoch nicht als eigenständige Behandlungsformen für depressive Episoden empfohlen.

Aktuelle Leitlinien gehen davon aus, dass Entspannungsmethoden auch bei bipolaren Störungen eingesetzt werden können, obwohl kontrollierte Studien weitgehend fehlen. Der Einsatz von Entspannungsmethoden sollte dabei im Sinne eines individuellen integrierten Therapieplans erfolgen. Besondere Bedeutung dürfte den Entspannungsmethoden im Rahmen der Phasenprophylaxe zukommen.

5.1.1.4 Psychosen

Bei Psychosen könnte PMR kurzfristig angstreduzierend wirken

Wie in Kapitel 3.2 dargestellt, sind Entspannungsmethoden in der Regel nicht bei Psychosen indiziert; auch, weil sie mit unerwünschten Effekten einhergehen können. Erfahrungen zeigen jedoch, dass im Einzelfall Entspannungsmethoden hilfreich sein können, um Ängste zu reduzieren. Insgesamt liegen nur wenige methodisch zufriedenstellende Studien vor. Vancampfort et al. (2013) untersuchten in einer systematischen Übersichtsarbeit bei schizophrenen Patient*innen die Effektivität der progressiven Muskelentspannung auf psychische Symptome (insbesondere Angst) sowie auf Therapieresponse und Remission. Auf der Basis von drei randomisiert-kontrollierten Studien mit insgesamt 146 Patient*innen fanden sich positive Effekte bezogen auf Angst, psychologische Belastung und eine Verbesserung des subjektiven Wohlbefindens. Gleichzeitig fanden sich keine Daten bezogen auf PMR als zusätzliche Behandlung oder die Wirkung auf Positiv- und Negativsymptome. Interessanterweise wurden keine unerwünschten Effekte berichtet.

In den aktuellen Leitlinien werden Entspannungsverfahren bei schizophrenen Erkrankungen im Rahmen der Behandlung komorbider Angststörungen als eine mögliche Behandlungsoption genannt.

5.1.1.5 Insomnien

Entspannungsmethoden als wirksamer Bestandteil der Behandlung von Insomnien

Verschiedene Metaanalysen sprechen für die Wirksamkeit von begleitend eingesetzten Entspannungsverfahren zur Behandlung von nichtorganischen Insomnien. Es zeigte sich, dass kognitive Entspannungsmethoden eine kürzere Einschlaflatenz im Vergleich zu PMR oder Biofeedback aufweisen. Am wirksamsten war allerdings eine Kombinationstherapie aus körperlichen Entspannungsverfahren und Methoden zur Stimuluskontrolle. In den aktuellen Leitlinien werden Entspannungsmethoden als Teil der störungsspezifischen Psychotherapie (in der Regel im Rahmen kognitiv-behavioraler Verfahren) empfohlen.

5.1.1.6 Sexuelle Funktionsstörungen

Entspannungsmethoden zur unterstützenden Behandlung von sexuellen Funktionsstörungen

Aufgrund der geringen Anzahl an empirischen Studien und der Schwierigkeit bei der Durchführung kontrollierter Studien (bedingt durch den intimen Untersuchungsgegenstand), ist die Evidenzlage für einzelne Verfahren wenig gesichert. Allgemein ist zu sagen, dass Entspannungsverfahren, die auf eine Reduktion des allgemeinen Anspannungsniveaus zielen, supportiv bei der Behandlung von sexuellen Funktionsstörungen eingesetzt werden können. Beispielsweise reduziert die PMR einerseits das allgemeine Anspannungsniveau und kann andererseits die Sensibilität über Anspannungen in unterschiedlichen Körperregionen erhöhen, was diagnostisch genutzt werden kann. Progressive Muskelentspannung kann supportiv zur Behandlung von sexuellen Funktionsstörungen, u.a. sexuell bedingten Schmerzen, Erregungs- und Orgasmusstörungen, eingesetzt werden. Die Behandlung von sexuellen Funktionsstörungen erfolgt in der Regel nicht mit einzelnen Verfahren, sondern multimodal (z.B. mit Sensualitätstrainings). Entspannungsverfahren stellen hierbei zumeist eine Komponente dar.

Sind Entspannungsverfahren auch im höheren Lebensalter wirksam?

Weiterhin scheinen Entspannungsverfahren auch im höheren Lebensalter zu positiven Effekten zu führen: Klainin-Yobas, Oo, Yew und Lau (2015) konnten 15 Studien identifizieren (12 davon randomisiert), die zwischen 2004 und 2014 durchgeführt wurden. Analysen mittels Hedge's g zeigten, dass ältere Erwachsene eine stärkere Reduktion von Angst und Depression unter Entspannungsinterventionen (PMR, Musik, Yoga) zeigten. Die Effekte einzelner Verfahren waren dabei über 14 bzw. 24 Wochen nach der Intervention stabil.

5.1.2 Effektivität bei körperlichen Erkrankungen

Entspannungsmethoden wurden bei einer Vielzahl körperlicher Erkrankungen untersucht; da der Fokus dieses Buches auf der Integration von Entspannungsmethoden in psychotherapeutische Behandlungen liegt, sollen an dieser Stelle lediglich einige Krankheiten erwähnt werden, bei denen Entspannungsmethoden (im Rahmen komplexer Behandlungskonzepte) eingesetzt werden können: Bei *Krebserkrankungen* können Entspannungsmethoden zu einer Besserung einzelner Symptome beitragen, bei *Multipler Sklerose* können Stressbewältigungsprogramme, die auch Entspannungsmethoden enthalten, eingesetzt werden, beim *Reizdarmsyndrom* können verschiedene Entspannungsmethoden hilfreich sein, bei chronisch obstruktiven Lungenerkrankungen (COPD) können Entspannungsverfahren dazu beitragen, die Lebensqualität zu erhöhen. Bei *kardiovaskulären Erkrankungen* liegt angesichts der angenommenen Wirkmechanismen die Vermutung nahe, dass Entspannungsmethoden sich günstig auf kardiovaskuläre Parameter auswirken sollten. Die Metaananalyse von Rainforth et al. (2007) zeigte demgegenüber, dass auf metaanalytischer Ebene ausschließlich Transzendentale Meditation (TM) mit einer signifikanten Reduktion des Blutdrucks einhergeht – für Biofeedback, PMR und Stressmanagement fand sich dieser Effekt nicht. Bezogen auf ischämische Herzerkrankungen fanden verschiedene Metaanalysen keinen Effekt auf den Blutdruck, allerdings konnte die Häufigkeit von Angina-Pectoris-Anfällen reduziert werden, ebenso Arrhythmien und sportinduzierte Ischämien. Interessanterweise zeigte sich auch, dass die Patient*innen in Entspannungsbedingungen schneller wieder zur Arbeit gingen und dass die Mortalität im Zusammenhang mit kardialen Ereignissen reduziert war.

Entspannung bei kardiovaskulären Erkrankungen teilweise wirksam

AT und Biofeedback können Kopfschmerzsymptomatik lindern

Kopfschmerzen. Verschiedene Studien untersuchten die Wirksamkeit von Entspannungsmethoden auf verschiedene Formen des Kopfschmerzes – dabei zeigten sich Reduktionen der Intensität und Dauer primärer Kopfschmerzen bei Erwachsenen bei einer Behandlung mit Autogenem Training. Biofeedback bei Migräne bewirkte ebenfalls mittlere Effekte. Interessanterweise fanden sich jedoch keine bedeutsamen Unterschiede zu Placebo- und Entspannungsbedingungen.

5.2 Misserfolgsraten und Rückfälle

Aufgrund der Heterogenität der angewandten Entspannungsmethoden und der Vielfalt der untersuchten Störungs- und Krankheitsbilder sind Misserfolgsraten nur schwer zusammenfassend anzugeben. Aus unserer Sicht sind die Chancen auf einen Behandlungserfolg am größten, wenn die Entspannungsmethoden mit anderen empirisch abgesicherten Verfahren kombiniert werden. Bei vergleichsweise „einfachen“ und klar mit Stressbelastungen einhergehenden Störungen ist es demgegenüber durchaus aussichtsreich, ausschließlich mit Entspannungsmethoden zu behandeln.

6 Fallbeispiel: Entspannungsmethoden als Teil eines komplexen Behandlungskonzepts

Fallbeispiel: Entspannungsmethoden als Teil eines komplexen Behandlungskonzepts

Abschließend soll die Behandlung anhand des in Kapitel 1.1 vorgestellten Beispielsfalls (Herr Z., 45 Jahre, Generalisierte Angststörung, leichte depressive Episode) dargestellt werden. Entspannungsmethoden kommen dabei als Teil eines komplexen Behandlungsansatzes zum Einsatz. Wichtig ist dabei, zunächst eine umfassende Diagnostik zu betreiben und die Entspannungsmethode dann entsprechend dem funktionalen Bedingungsmodell und den gemeinsam erarbeiteten Therapiezielen einzuüben.

Die Ziel- und Wertklärung in der Behandlung von Herrn Z. ergibt, dass er sich wünscht, insgesamt ruhiger und gelassener mit Belastungen umzugehen und berufliche wie private Anforderungen besser bewältigen zu können. In der Behandlung von Herrn Z. spielt zunächst Psychoedukation eine wichtige Rolle: Die depressive Verstimmung wird funktional als Konsequenz seiner Neigung zu Grübeln und des in der Folge aufgetretenen Verstärkerverlustes interpretiert. Dementsprechend steht an erster Stelle der Behandlung der Aufbau wertebasierter Aktivitäten. Herr Z. etabliert in diesem Zusammenhang zunächst wieder regelmäßige sportliche Aktivitäten und trifft sich wieder einmal wöchentlich mit Freunden. Weiterhin wurde der Umgang mit dysfunktionalen automatischen Gedanken bearbeitet. Als ein weiteres Therapieziel wurde nach Abklingen der depressiven Episode die „Senkung des psychophysiologischen Anspannungsniveaus" angegangen. Herr Z. entschied sich dafür, die progressive Muskelentspannung zu erlernen und schrieb sich mit Förderung seiner Krankenkasse in einen entsprechenden VHS-Kurs ein. Dieser fand einmal wöchentlich über 12 Wochen statt und verlief entlang der von Krampen (2012b) beschriebenen Vorgehensweise. Herr Z. gelang es zunächst nur schwer, die regelmäßigen Hausaufgaben zu erledigen. Nachdem in der Therapie die Bedeutung regelmäßigen Übens thematisiert wurde und ein Rollenspiel zur Abgrenzung gegenüber Ansprüchen der Familie in der Zeit, in der er die Entspannungsübungen durchführte, gemacht wurde, berichtete Herr Z., regelmäßig zu üben. Im Verlauf des 12-wöchigen Kurses konnte Herr Z. eigene psychophysische Anspannungszustände zunehmend besser wahrnehmen und regulieren. In der Einzeltherapie wurde parallel der Umgang mit katastrophisierenden Befürchtungen thematisiert. Die Behandlung konnte nach 30 Wochen erfolgreich abgeschlossen werden, in der

6-Monats-Katamnese zeigte sich ein weitgehend stabiler Verlauf – einzige Ausnahme war eine erneute Verschlechterung seines Zustands nach einer Auseinandersetzung mit einem Vorgesetzten.

7 Fazit und Ausblick

Ziel dieses Bandes war es, einen Überblick zur Rolle von Entspannungsmethoden im Kontext psychotherapeutischer Verfahren zu liefern und praktische Anleitungen und Material für die therapeutische Arbeit bereitzustellen. Bei der Ausarbeitung der Materialien für die therapeutische Arbeit haben wir uns auf die progressive Muskelentspannung und das Autogene Training für verschiedene Altersgruppen konzentriert.

Genaue Prüfung der Indikation von Entspannungsmethoden unabdingbar

Entspannungsmethoden finden in verschiedenen präventiven und heilkundlichen Kontexten und Altersgruppen Anwendung. Hierbei ist zu beachten, dass Entspannungsmethoden in der Regel nicht als alleinige Therapie angewandt, sondern in einen Behandlungsplan integriert werden müssen. Entspannungsmethoden sollten auch nur dann Anwendung finden, wenn deren psychophysiologischer, somatischer und kognitiver Effekt im Einklang mit den Therapiezielen steht. Die Motivation der zu behandelnden Person, die Entspannungsmethode zu erlernen und regelmäßig zu üben, ist ein weiterer maßgeblicher Erfolgsfaktor. Um mögliche Misserfolgserlebnisse oder auch Therapieabbrüche zu vermeiden, empfiehlt sich eine selektivere Indikation von Entspannungsmethoden, welche nur Personen einschließt, deren Erfolgsaussichten aufgrund störungsspezifischer und anderer Faktoren gut sind. Auch im primärpräventiven Kontext sollten diese Aspekte berücksichtigt werden. Eine allzu breite Indikation und unzureichende Vorbereitung oder Motivation kann dazu führen, dass an sich hilfreiche Methoden vorschnell als unwirksam erlebt und abgelehnt werden.

Die in diesem Buch vorgestellten Entspannungsmethoden haben eine teilweise sehr lange Forschungshistorie und werden auch aktuell noch weiterentwickelt und für die Anwendung bei verschiedenen Zielgruppen oder begleitende Therapie von unterschiedlichen Störungsbildern modifiziert, sodass auch für die Zukunft weitere Impulse zu erwarten sind.

8 Weiterführende Literatur

Hofmann, E. (2012). *Progressive Muskelentspannung: Ein Trainingsprogramm.* Göttingen: Hogrefe.

Krampen, G. (2013). *Entspannungsverfahren in Therapie und Prävention.* Göttingen: Hogrefe.

Petermann, F. (Hrsg.) (2020). *Entspannungsverfahren. Das Praxishandbuch* (6. Auflage). Weinheim: Beltz.

9 Literatur

Bandelow, B., Reitt, M., Röver, C., Michaelis, S., Görlich, Y. & Wedekind, D. (2015). Efficacy of treatments for anxiety disorders: A meta-analysis. *International Clinical Psychopharmacology, 30*(4), 183–192. https://doi.org/10.1097/YIC.0000000000000078

Binder, R., Schöller, F. & Weeß, H.-G. (2020). *Therapie-Tools Schlafstörungen*. Weinheim: Beltz.

Carl, C. & Riemann, D. (2020). Insomnien. In F. Petermann (Hrsg.), *Entspannungsverfahren. Das Praxishandbuch* (6. Auflage, S. 243–252). Weinheim: Beltz.

Cohen, S., Kamarck, T. & Mermelstein, R. (1983). A global measure of perceived stress. *Journal of Health and Social Behavior, 24*(4), 385–396. https://doi.org/10.2307/2136404

Deutsche Gesellschaft für Psychiatrie, Psychotherapie und Nervenheilkunde. (2012). *Positionspapier der Deutschen Gesellschaft für Psychiatrie, Psychotherapie und Nervenheilkunde (DGPPN) zum Thema Burnout*. Verfügbar unter: https://www.bgm-ag.ch/files/public/literatur/pdf/burnout-positionspapier.pdf

Dilling, H., Mombour, W. & Schmidt, M.H. (Hrsg.). (2015). *Internationale Klassifikation psychischer Störungen: ICD-10 Kapitel V (F) Klinisch-diagnostische Leitlinien* (10. Auflage, unter Berücksichtigung der Änderungen entsprechend ICD-10-GM 2015). Bern: Hogrefe.

Fuchs, M. (1994). *Funktionelle Entspannung* (5. Auflage). Stuttgart: Hippokrates.

Gemeinsamer Bundesausschuss. (2020). *Richtlinie des Gemeinsamen Bundesausschusses über die Durchführung der Psychotherapie (Psychotherapie-Richtlinie)*. Verfügbar unter: https://www.g-ba.de/downloads/62-492-2400/PT-RL_2020-11-20_iK-2021-02-18.pdf

Gromus, B. (2020). Sexuelle Funktionsstörungen. In F. Petermann (Hrsg.), *Entspannungsverfahren. Das Praxishandbuch* (6. Auflage, S. 305–314). Weinheim: Beltz.

Hamm, A. (2020). Angststörungen. In F. Petermann (Hrsg.), *Entspannungsverfahren. Das Praxishandbuch* (6. Auflage., S. 188–201). Weinheim: Beltz.

Heinrichs, M., Stächele, T. & Domes, G. (2015). *Stress und Stressbewältigung*. Göttingen: Hogrefe.

Hofmann, E. (2020). *Progressive Muskelentspannung – Ein Trainingsprogramm* (4., aktualisierte Auflage). Göttingen: Hogrefe. https://doi.org/10.1026/03024-000

Jacobson, E. (1929). *Progressive Relaxation*. Chicago: University of Chicago Press.

Jorm, A.F., Morgan, A.J. & Hetrick, S.E. (2008). Relaxation for depression. *The Cochrane database of systematic reviews*, (4), CD007142. https://doi.org/10.1002/14651858.CD007142.pub2

Kanfer, F., Reinecker, H. & Schmelzer, D. (2012). *Selbstmanagement-Therapie: Ein Lehrbuch für die klinische Praxis* (5. Auflage). Heidelberg: Springer. https://doi.org/10.1007/978-3-642-19366-8

Kassenärztliche Bundesvereinigung & GKV-Spitzenverband (2020). *Vereinbarung über die Anwendung von Psychotherapie in der vertragsärztlichen Versorgung (Psychotherapie-Vereinbarung)*. Verfügbar unter: http://kbv.de/media/sp/01_Psychotherapie_Aerzte.pdf

Klainin-Yobas, P., Oo, W.N., Suzanne Yew, P.Y. & Lau, Y. (2015). Effects of relaxation interventions on depression and anxiety among older adults: A systematic review. *Aging & Mental Health, 19*(12), 1043–1055. https://doi.org/10.1080/13607863.2014.997191

Kossack, H.-C. (2020). Hypnose. In F. Petermann (Hrsg.). *Entspannungsverfahren. Das Praxishandbuch* (6. Auflage, S. 103–121). Weinheim: Beltz.

Krampen, G. (2012a). *Autogenes Training: Ein alltagsnahes Übungsprogramm zum Erlernen der AT-Grundstufe* (3. Auflage). Göttingen: Hogrefe.

Krampen, G. (2012b). *Progressive Relaxation: Ein alltagsnahes Übungsprogramm*. Göttingen: Hogrefe.

Krampen, G. (2013). *Entspannungsverfahren in Therapie und Prävention* (3. Auflage). Göttingen: Hogrefe.

Krowatschek, D., Krowatschek, G. & Reid, C. (2017). *Marburger Konzentrationstraining (MKt) für Schulkinder*. Dortmund: Verlag modernes lernen.

KV Berlin. (2020). *Psychologische Psychotherapeuten: Übende und suggestive Verfahren*. Verfügbar unter: https://www.kvberlin.de/fuer-praxen/alles-fuer-den-praxisalltag/qualitaetssicherung/genehmigungspfl-leistungen/ppt-uebende-und-suggestive-verfahren

Lazarus, A.A. & Mayne, T.J. (1990). Relaxation: Some limitations, side effects, and proposed solutions. *Psychotherapy: Theory, Research, Practice, Training, 27*(2), 261–266. https://doi.org/10.1037/0033-3204.27.2.261

Lazarus, R.S. & Folkman, S. (1986). *Stress, appraisal and coping*. New York: Springer.

Manzoni, G.M., Pagnini, F., Castelnuovo, G. & Molinari, E. (2008). Relaxation training for anxiety: A ten-years systematic review with meta-analysis. *BMC Psychiatry, 8*(1), 41. https://doi.org/10.1186/1471-244X-8-41

Martin, A., Härter, M., Henningsen, P., Hiller, W., Kröner-Herwig, B. & Rief, W. (2013). *Evidenzbasierte Leitlinie zur Psychotherapie somatoformer Störungen und assoziierter Syndrome*. Göttingen: Hogrefe.

McEwen, B.S. (1998). Stress, adaptation, and disease. Allostasis and allostatic load. *Annals of the New York Academy of Sciences, 840,* 33–44.

Meibert, P., Michalak, J. & Heidenreich, T. (2011). Achtsamkeitsbasierte Stressreduktion in der klinischen Anwendung. *Psychotherapie, Psychosomatik und Medizinische Psychologie, 61*(7), 328–332. https://doi.org/10.1055/s-0031-1276859

Michalak, J., Heidenreich, T. & Williams, J.M.G. (2022). *Achtsamkeit* (2. Auflage). Göttingen: Hogrefe. https://doi.org/10.1026/03040-000

Miller, W.R. & Rollnick, S. (2015). *Motivierende Gesprächsführung* (3. Auflage). Freiburg: Lambertus.

Ohm, D. (2004). Bisherige Ergebnisse der Konsenskonferenzen zur Progressiven Relaxation. *Entspannungsverfahren, 21,* 83–89.

Öst, L.-G. (1987). Applied relaxation: Description of a coping technique and review of controlled studies. *Behaviour Research and Therapy, 25,* 397–409. https://doi.org/10.1016/0005-7967(87)90017-9

Petermann, F. (Hrsg.). (2020). *Entspannungsverfahren. Das Praxishandbuch* (6. Auflage). Weinheim: Beltz.

Petermann, F., Kusch, M. & Ulrich, F. (2020). Imagination. In F. Petermann (Hrsg.), *Entspannungsverfahren. Das Praxishandbuch* (6. Auflage, S. 122–138). Weinheim: Beltz.

Petermann, F. & Petermann, U. (2017). *Training mit Jugendlichen* (10. Auflage). Göttingen: Hogrefe. https://doi.org/10.1026/02814-000

Petermann, U. (2014). *Entspannungstechniken für Kinder und Jugendliche* (8. Auflage). Weinheim: Beltz.

Petermann, U. (2019). *Die Kapitän-Nemo-Geschichten. Geschichten gegen Angst und Stress* (20. Auflage). Göttingen: Hogrefe. https://doi.org/10.1026/02969-000

Petermann, U. (2020). Angststörungen. In F. Petermann (Hrsg.), *Entspannungsverfahren. Das Praxishandbuch* (6. Auflage, S. 375–384). Weinheim: Beltz.

Petermann, U. & Petermann, F. (2015). *Training mit sozial unsicheren Kindern. Behandlung von sozialer Angst, Trennungsangst und generalisierter Angst* (11. Auflage). Weinheim: Beltz.

Petermann, U. & Petermann, F. (2020). Aggressives Verhalten. In F. Petermann (Hrsg.), *Entspannungsverfahren. Das Praxishandbuch* (6. Auflage, S. 359–384). Weinheim: Beltz.

Rainforth, M.V., Schneider, R.H., Nidich, S.I., Gaylord-King, C., Salerno, J.W. & Anderson, J.W. (2007). Stress reduction programs in patients with elevated blood pressure: A systematic review and meta-analysis. *Current Hypertension Reports, 9*(6), 520–528. https://doi.org/10.1007/s11906-007-0094-3

Reddemann, L. (2014). *Imagination als heilsame Kraft. Zur Behandlung von Traumafolgen mit ressourcenorientieten Verfahren* (Leben Lernen Nr. 141). Unter Mitarbeit von V. Engl, S. Lücke und C. Appel-Ramb (18. Auflage). Stuttgart: Klett-Cotta.

Robert Koch-Institut (RKI). (Hrsg.). (2016). *Gesundheit in Deutschland – die wichtigsten Entwicklungen. Gesundheitsberichterstattung des Bundes. Gemeinsam getragen von RKI und Destatis.* RKI: Berlin.

Saile, H. (2020). Aufmerksamkeitsdefizit-/Hyperaktivitätsstörungen. In F. Petermann (Hrsg.), *Entspannungsverfahren. Das Praxishandbuch* (6. Auflage, S. 419–428). Weinheim: Beltz.

Schandry, R. (2016). *Biologische Psychologie*. Weinheim: Beltz.

Schlotz, W., Yim, I.S., Zoccola, P.M., Jansen, L. & Schulz, P. (2011). The Perceived Stress Reactivity Scale: Measurement invariance, stability, and validity in three countries. *Psychological Assessment, 23*(1), 80–94. https://doi.org/10.1037/a0021148

Schneider, E.E., Schönfelder, S., Domke-Wolf, M. & Wessa, M. (2020). Measuring stress in clinical and nonclinical subjects using a German adaptation of the Perceived Stress Scale. *International Journal of Clinical and Health Psychology: IJCHP, 20*(2), 173–181. https://doi.org/10.1016/j.ijchp.2020.03.004

Schultz, J.H. (1932). *Das Autogene Training. Konzentrative Selbstentspannung. Versuch einer klinisch-praktischen Darstellung.* Leipzig: Thieme.

Schulz, P., Jansen, L.J. & Schlotz, W. (2005). Stressreaktivität: Theoretisches Konzept und Messung. *Diagnostica, 51,* 124–133. https://doi.org/10.1026/0012-1924.51.3.124

Schulz, P., Schlotz, W. & Becker, P. (2004). *TICS – Trierer Inventar zum chronischen Stress.* Göttingen: Hogrefe.

Segal, Z.V., Williams, J.M.G. & Teasdale, J.D. (2015). *Die achtsamkeitsbasierte kognitive Therapie der Depression: Ein neuer Ansatz zur Rückfallprävention* (2., überarbeitete und erweiterte Auflage). Tübingen: DGVT.

Siegrist, J. & Geyer, S. (2014). *Inventar lebensverändernder Ereignisse.* Zusammenstellung sozialwissenschaftlicher Items und Skalen (ZIS). https://doi.org/10.6102/zis92

Speck, V. (2013). *Training progressiver Muskelentspannung für Kinder* (2., korrigierte Auflage). Göttingen: Hogrefe.

Stevens, S.E., Hynan, M.T., Allen, M., Braun, M.M. & McCart, M.R. (2007). Are complex psychotherapies more effective than biofeedback, progressive muscle relaxation, or both? A meta-analysis. *Psychological Reports, 100*(1), 303–324. https://doi.org/10.2466/pr0.100.1.303-324

Trepel, M. (2017). *Neuroanatomie – Struktur und Funktion* (7. Auflage). München: Elsevier, Urban & Fischer.

Vaitl, D. (2020). Neurobiologische Grundlagen der Entspannungsverfahren. In F. Petermann (Hrsg.), *Entspannungsverfahren. Das Praxishandbuch* (6. Auflage, S. 47–64). Weinheim: Beltz.

Vaitl, D., Rief, W. & Ulrich, F. (2020). Biofeedback. In F. Petermann (Hrsg.), *Entspannungsverfahren. Das Praxishandbuch* (6. Auflage, S. 83–102). Weinheim: Beltz.

Vancampfort, D., Correll, C.U., Scheewe, T.W., Probst, M., De Herdt, A., Knapen, J. et al. (2013). Progressive muscle relaxation in persons with schizophrenia: A systematic review of randomized controlled trials. *Clinical Rehabilitation, 27*(4), 291–298. https://doi.org/10.1177/0269215512455531

Weckesser, L.J., Dietz, F., Schmidt, K., Grass, J., Kirschbaum, C. & Miller, R. (2019). The psychometric properties and temporal dynamics of subjective stress, retrospectively assessed by different informants and questionnaires, and hair cortisol concentrations. *Scientific Reports, 9*(1), 1098. https://doi.org/10.1038/s41598-018-37526-2

World Health Organization (WHO). (2020). *International statistical classification of diseases and related health problems* (11th ed.). Retrieved from https://icd.who.int

10 Kompetenzziele und Lernkontrollfragen

Kompetenzziele

Folgendes Wissen und folgende Kompetenzen können durch die Lektüre dieses Buches erworben werden:

1. Einen Überblick über die wesentlichen Ziele von Entspannungsmethoden und verwandten Methoden bekommen.
2. Grundlegendes Behandlungsrational von Entspannungsmethoden verstehen und vermitteln können.
3. Einen Überblick über die Ansätze verschiedener Entspannungsmethoden erhalten
4. Indikationen und Kontraindikationen für Entspannungsmethoden kennen.
5. Nebenwirkungen von Entspannungsmethoden und Wege des Umgangs damit kennen.
6. Diagnostische Instrumente zur Erfassung von Stress(erleben) kennenlernen.
7. Grundlegendes Verständnis der Durchführung einschlägiger Entspannungsmethoden erwerben.
8. Möglichkeiten der Einbettung von Entspannungsmethoden in den psychotherapeutischen Kontext kennenlernen.
9. Einen Überblick über die Wirksamkeit von Entspannungsmethoden erhalten.

Lernkontrollfragen

1. Welche beiden Methoden verstehen körperliche Entspannung als primäres Ziel?
   a. Progressive Muskelrelaxation (PMR) und Autogenes Training (AT)
   b. Qigong und AT
   c. PMR und Imagination
   d. Imagination und Qigong

2. Ausgehend von welcher theoretischen Basis werden Entspannungsmethoden in der Psychotherapie vermittelt?
   a. Auf der Basis eines Modells zur Rolle von Anspannung in der Entstehung und Aufrechterhaltung der Störung der*des Patient*in, das von der*dem Therapeut*in entwickelt wurde.

b. Auf der Basis eines Modells zur Rolle von Anspannung in der Entstehung und Aufrechterhaltung der Störung der*des Patient*in, das von Therapeut*in und Patient*in gemeinsam entwickelt wurde.
c. Auf der Basis des transaktionalen Stressmodells nach Lazarus und Folkman (1986).
d. Auf der Basis der jeweiligen theoretischen Annahmen der verwendeten Entspannungsmethode.

3. Was sind die sogenannten „Formelvorsätze" im Autogenen Training (AT)?
   a. Vier zentrale Grundannahmen zum Wirkmechanismus von AT.
   b. Ziele, die die AT-Übenden sich setzen und aufschreiben sollen.
   c. Die Sätze, mit denen die AT-Sitzungen begonnen werden.
   d. Innerlich wiederholte Sätze, die Entspannung induzieren.

4. Bei Vorliegen welches der folgenden Merkmale oder Störungsbilder ist vom Einsatz von Entspannungsmethoden klar abzuraten?
   a. Sozialer Angst.
   b. Neurotizismus.
   c. Starker Angst vor Kontrollverlust.
   d. Mittelgradiger Depressionen.

5. Was versteht man unter einem „parasympathischen Rebound"?
   a. Einen Anstieg der Anspannung durch den Einsatz von Entspannungsmethoden.
   b. Eine Überreaktion des Parasympathikus nach einer Entspannungsübung.
   c. Eine durch Entspannungsmethoden induzierte, dauerhafte Überaktivierung des Parasympathikus.
   d. Angst vor einem Übermaß an Entspanntheit durch Entspannungsmethoden.

6. Welches der folgenden diagnostischen Vorgehen/Verfahren eignet sich zur Erfassung von Makrostressoren?
   a. Speichelkortisolproben.
   b. Stressreaktivitätsskala (Schulz et al., 2005).
   c. Inventar lebensverändernder Ereignisse (Siegrist & Geyer, 2014).
   d. Weekly Hassle Scale (Weckesser et al., 2019).

7. Instruktion von Entspannungsübungen: Worauf sollte man beim Beenden der Übung unbedingt achten?
   a. Die Teilnehmenden zu ihren Erfahrungen zu befragen.
   b. Einen klaren Schlusspunkt, verbunden mit einer gewissen Aktivierung, zu setzen.
   c. Die Teilnehmenden zum Beibehalten des Zustands völliger Entspanntheit anzuregen.
   d. Die Übung nie direkt, sondern immer mit einer Imagination abzuschließen.

8. Worauf sollte im Rahmen der Klärung der Änderungsmotivation besonders geachtet werden?
   a. Das Theorieverständnisniveau der*des Patient*in miteinzubeziehen.
   b. Die entspannungsbezogenen Ressourcen der*des Patient*in zu erfragen.
   c. Klar operationalisierbare Ziele herauszuarbeiten.
   d. Potenzielle unerwünschte Folgen von Entspanntheit zu thematisieren.

9. Laut der systematischen Übersichtsarbeit von Vancampfort et al. (2013) kann PMR bei Patient*innen mit Schizophrenie dazu beitragen, folgende Symptome kurzfristig zu verbessern:
   a. Negativsymptome.
   b. Positivsymptome.
   c. Angstsymptome.
   d. Keine: PMR führte insgesamt zu einer Symptomverschlechterung.

Beantworten Sie die hier abgedruckten Lernkontrollfragen in unserem Continuing Education Portal und sammeln Sie einfach und bequem Fortbildungspunkte der Kategorie D für Fachkräfte im Bereich Psychotherapie (CE). Der Zugang zu zertifizierten Online-Fortbildungen steht Ihnen rund um die Uhr zur Verfügung. Mehr Informationen zu diesem kostenpflichtigen Service finden Sie unter: ce.hogrefe.com

11 Anhang

Wochenprotokoll zur Erfassung von Anspannung **1/2**

Notieren Sie bitte stündlich, was Sie getan haben, und auf einer Skala von 1 bis 10, wie gestresst Sie sich gefühlt haben (1 = gar nicht gestresst; 10 = sehr gestresst).

Uhrzeit	**Montag**		**Dienstag**		**Mittwoch**		**Donnerstag**		**Freitag**		**Samstag**		**Sonntag**	
	Aktivität	1–10	Aktivität	1–10	Aktivität	1–10	Aktivität	1–10	Aktivität	1–10	Aktivität	1–10	Aktivität	1–10
07:00–08:00														
08:00–09:00														
09:00–10:00														
10:00–11:00														
11:00–12:00														
12:00–13:00														
13:00–14:00														
14:00–15:00														

Wochenprotokoll zur Erfassung von Anspannung 2/2

Notieren Sie bitte stündlich, was Sie getan haben, und auf einer Skala von 1 bis 10, wie gestresst Sie sich gefühlt haben (1 = gar nicht gestresst; 10 = sehr gestresst).

Uhrzeit	Montag		Dienstag		Mittwoch		Donnerstag		Freitag		Samstag		Sonntag	
	Aktivität	1–10	Aktivität	1–10	Aktivität	1–10	Aktivität	1 10	Aktivität	1–10	Aktivität	1–10	Aktivität	1–10
15:00–16:00														
16:00–17:00														
17:00–18:00														
18:00–19:00														
19:00–20:00														
20:00–21:00														
21:00–22:00														
22:00–23:00														
23:00–24:00														

Übungsprotokoll für Entspannungsübungen

Datum	Zeit (von–bis)	Entspannung vorher Gar nicht entspannt 0	10 Sehr entspannt Entspannung nachher	Situation/Besonderheiten